平成30年 食品衛生法等改正の解説

逐条解説・段階施行対応版

監修●厚生労働省医薬・生活衛生局生活衛生・食品安全企画課

中央法規

序文

　食品衛生法は昭和22年の制定以降，時代の移り変わりに即応して改正を重ねてきた。平成15年に，残留農薬に係るポジティブリスト制度の導入やリスクコミュニケーションの体制の強化等を柱とした大型改正が行われ，それから15年の歳月が流れたが，我が国の食品安全を取り巻く状況は大きく変化している。つまり，共働き世帯や高齢者の単身世帯の増加を背景に，調理食品，外食・中食への需要の拡大など食へのニーズは変化を遂げている。

　そうした中で，食中毒の発生件数・患者数は近年下げ止まりの傾向にあり，その6割程度は飲食店が原因である。一方で，最近では，加工段階で汚染されたキザミのりを原因とした広域的な集団食中毒のほか，未加熱の野菜が原因又は原因と疑われる食中毒事例も報告されている。これらのことから，食中毒の予防や拡大防止は，食品の調理の場面だけの対策で足りるものではなく，フードチェーン全体での取組が不可欠であることがわかる。

　また，健康志向の高まりを背景として，いわゆる健康食品を半数程度の国民が何らかの形で摂取しているとの調査結果もあるが，それらの摂取との関係が疑われる健康被害事例も報告されており，被害情報の効果的な収集等が課題となっている。

　国際情勢に目を向けると，食のグローバル化がいっそう進展している。本年7月に日本とEUとの間で経済連携協定（EPA）が署名されており，今後発効されれば，EU産のチーズやワインなどの食品の輸入増加が見込まれ，逆に我が国からも，近年海外で人気を集めている日本酒や緑茶の輸出増加が期待される。さらに，政府の観光立国の推進に加え，2020年の東京オリンピック・パラリンピックの開催も予定され，ますます多くの外国人が我が国の食文化に触れることは想像に難くない。こうした背景は我が国のフードビジネスにとって追い風であると同時に，我が国の食品衛生管理が国際標準に適うものか，これまで以上に厳しく評価されるということでもある。

　これらの状況を踏まえ，食を取り巻く様々な環境変化への総合的な対応を図るべく，政府は，食品衛生法等の一部を改正する法律案を本年3月13日に閣議決定し，第196回通常国会へ提出した。同法案は，同国会で成立し，本年6月13日に公布された。

　本書の執筆に当たっては，各改正項目について，適宜，図表なども用いながら，詳細でわかりやすく解説することを心がけた。

　地方自治体の食品衛生担当者や食品等を取り扱う事業者の方々をはじめ，食品衛生の実務に携わる皆様のお役に立つことを願ってやまない。

平成30年11月

厚生労働省医薬・生活衛生局
生活衛生・食品安全企画課

目次

序文 ──────────────────────────────── i

解説編

食品衛生法等改正までの主な経過

Ⅰ 改正のポイント
  1 改正の全体像 ──────────────────────── 5
  2 改正の背景・趣旨 ────────────────────── 6
  3 広域的な食中毒事案への対策強化 ──────────────── 7
  4 HACCP（ハサップ）に沿った衛生管理の制度化 ──────── 8
  5 特別な注意を必要とする成分等を含む食品による健康被害情報の収集 ── 10
  6 国際整合的な食品用器具・容器包装の衛生規制の整備 ────── 12
  7 営業許可制度の見直し，営業届出制度の創設 ─────────── 14
  8 食品のリコール情報の報告制度の創設 ─────────────── 16
  9 食品の輸入および輸出に関する事項 ──────────────── 18

Ⅱ 逐条解説
  1 食品衛生法の改正① ───────────────────── 21
  2 食品衛生法の改正② ───────────────────── 41
  3 と畜場法の改正 ─────────────────────── 44
  4 食鳥処理の事業の規制及び食鳥検査に関する法律の改正 ───── 46
  5 食品衛生法等の一部を改正する法律附則 ─────────── 47

資料編
  ・食品衛生法（改正後全文）──────────────────── 55
  ・食品衛生法等の一部を改正する法律案に対する附帯決議 ───── 84
  ・食品衛生法改正懇談会取りまとめ ─────────────── 86
  ・食品衛生管理の国際標準化に関する検討会最終とりまとめ ──── 104
  ・食品用器具及び容器包装の規制に関する検討会取りまとめ ──── 122
  ・Q＆A ──────────────────────────── 133
  ・参考資料 ────────────────────────── 137

解説編

食品衛生法等改正までの主な経過／2

Ⅰ 改正のポイント／3

Ⅱ 逐条解説／20

●食品衛生法等改正までの主な経過

時　期	概　要
平成28年12月26日	「食品衛生管理の国際標準化に関する検討会」最終とりまとめ
平成29年6月16日	「食品用器具及び容器包装の規制に関する検討会」とりまとめ
平成29年6月16日	薬事・食品衛生審議会食品衛生分科会
平成29年8月24日・9月4日	薬事・食品衛生審議会新開発食品評価調査会でプエラリア・ミリフィカを含む「健康食品」について審議
平成29年9月14日	食品衛生法改正懇談会
平成29年9月20日	食品衛生法改正懇談会
平成29年9月21日	薬事・食品衛生審議会食品衛生分科会
平成29年10月4日	食品衛生法改正懇談会
平成29年10月13日	食品衛生法改正懇談会
平成29年10月27日	薬事・食品衛生審議会食品衛生分科会
平成29年11月8日	食品衛生法改正懇談会
平成29年11月15日	食品衛生法改正懇談会とりまとめ
平成29年11月17日	腸管出血性大腸菌感染症・食中毒事例の調査結果取りまとめ
平成29年11月17日	薬事・食品衛生審議会食品衛生分科会
平成29年12月1日～15日	食品衛生規制等の見直しに向けた検討状況に関する説明会 (1日東京，4日札幌，5日広島，11日大阪，12日名古屋，13日仙台，15日福岡)
平成30年1月16日	薬事・食品衛生審議会食品衛生分科会
平成30年1月19日～2月7日	食品衛生規制の見直しに関する骨子案（食品衛生法等の改正骨子案）について意見募集
平成30年2月28日	平成29年度全国生活衛生・食品安全関係主管課長会議で食品衛生法改正について説明
平成30年3月1日	公明党厚生労働部会 自由民主党厚生労働部会
平成30年3月5日	自由民主党厚生労働部会
平成30年3月6日	公明党厚生労働部会 自由民主党政調審議会・総務会 公明党政調全体会議
平成30年3月9日	閣議請議
平成30年3月13日	食品衛生法等の一部を改正する法律案を閣議決定 第196回国会に提出（閣法第61号）
平成30年4月9日	参議院厚生労働委員会に付託
平成30年4月12日	参議院厚生労働委員会で質疑・採決（可決）・附帯決議
平成30年4月13日	参議院本会議で可決（全会一致）
平成30年6月1日	衆議院厚生労働委員会に付託
平成30年6月6日	衆議院厚生労働委員会で質疑・採決（可決）
平成30年6月7日	衆議院本会議で可決（全会一致）・成立
平成30年6月13日	食品衛生法等の一部を改正する法律公布（平成30年法律第46号）

I

改正のポイント

1 改正の全体像／5

2 改正の背景・趣旨／6

3 広域的な食中毒事案への対策強化／7

4 HACCP（ハサップ）に沿った衛生管理の制度化／8

5 特別な注意を必要とする成分等を含む食品による健康被害情報の収集／10

6 国際整合的な食品用器具・容器包装の衛生規制の整備／12

7 営業許可制度の見直し，営業届出制度の創設／14

8 食品のリコール情報の報告制度の創設／16

9 食品の輸入および輸出に関する事項／18

1 改正の全体像

- 前回の食品衛生法等の改正から約15年が経過し，世帯構造の変化を背景に，調理食品，外食・中食への需要の増加などの食へのニーズの変化，輸入食品の増加など食のグローバル化の進展といったわが国の食や食品を取り巻く環境が変化しています。
- 都道府県等を越える広域的な食中毒の発生や食中毒発生数の下げ止まりなど，食品による健康被害への対応が喫緊の課題となっています。
- 2020年東京オリンピック・パラリンピックの開催や食品の輸出促進を見据え，国際標準と整合的な食品衛生管理が求められています。

食品衛生法等の一部を改正する法律（平成30年6月13日公布）の概要

改正の概要

1. 広域的な食中毒事案への対策強化
   国や都道府県等が，広域的な食中毒事案の発生や拡大防止等のため，相互に連携や協力を行うこととするとともに，厚生労働大臣が，関係者で構成する広域連携協議会を設置し，緊急を要する場合には，当該協議会を活用し，対応に努めることとする。
2. HACCP（ハサップ）*に沿った衛生管理の制度化
   原則として，すべての食品等事業者に，一般衛生管理に加え，HACCPに沿った衛生管理の実施を求める。ただし，規模や業種等を考慮した一定の営業者については，取り扱う食品の特性等に応じた衛生管理とする。
   *事業者が食中毒菌汚染等の危害要因を把握した上で，原材料の入荷から製品出荷までの全工程の中で，危害要因を除去低減させるために特に重要な工程を管理し，安全性を確保する衛生管理手法。先進国を中心に義務化が進められている。
3. 特別の注意を必要とする成分等を含む食品による健康被害情報の収集
   健康被害の発生を未然に防止する見地から，特別の注意を必要とする成分等を含む食品について，事業者から行政への健康被害情報の届出を求める。
4. 国際整合的な食品用器具・容器包装の衛生規制の整備
   食品用器具・容器包装について，安全性を評価した物質のみ使用可能とするポジティブリスト制度の導入等を行う。
5. 営業許可制度の見直し，営業届出制度の創設
   実態に応じた営業許可業種への見直しや，現行の営業許可業種（政令で定める34業種）以外の事業者の届出制の創設を行う。
6. 食品リコール情報の報告制度の創設
   営業者が自主回収を行う場合に，自治体へ報告する仕組みの構築を行う。
7. その他（乳製品・水産食品の衛生証明書の添付等の輸入要件化，自治体等の食品輸出関係事務に係る規定の創設等）

施行期日

公布の日から起算して2年を超えない範囲内において政令で定める日（ただし，1.は1年，5.及び6.は3年）

2 改正の背景・趣旨

- わが国の食を取り巻く環境変化や国際化等に対応し，食品の安全を確保するため，広域的な食中毒事案への対策強化，事業者による衛生管理の向上，食品による健康被害情報等の把握や対応を的確に行うとともに，国際整合的な食品用器具等の衛生規制の整備，実態等に応じた営業許可・届出制度や食品リコール情報の報告制度の創設等の措置を講ずるものとします。

改正の背景・趣旨

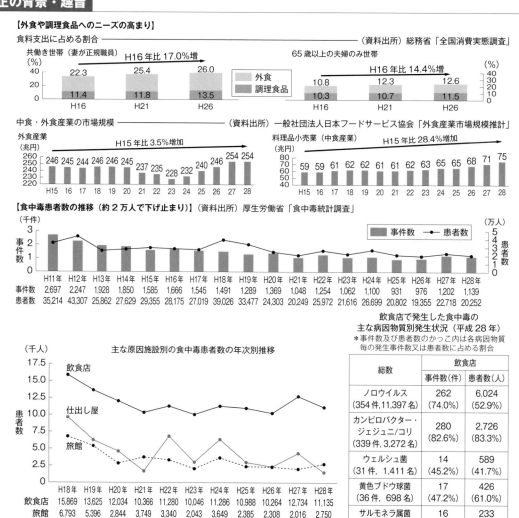

3 広域的な食中毒事案への対策強化

- 国及び都道府県等は，食中毒患者等の広域にわたる発生等の防止のため，相互に連携を図りながら協力しなければならないものとします。
- 厚生労働大臣は，監視指導の実施に当たっての連携協力体制の整備を図るため，国，都道府県等その他関係機関により構成される広域連携協議会を設けることができるものとします。
- 厚生労働大臣は，緊急を要する場合において，広域連携協議会を開催し，必要な対策について協議を行うよう努めなければならないものとします。

広域的な食中毒事案への対策強化

平成29年夏に関東を中心に発生した食中毒事案における課題*を踏まえ，広域的な食中毒事案の発生や拡大の防止等のため，関係者の連携・協力義務を明記するとともに，国と関係自治体の連携や協力の場を設置し，緊急を要する場合には，厚生労働大臣は，協議会を活用し，広域的な食中毒事案への対応に努めることとする。

＊広域発生食中毒事案としての早期探知が遅れ，共通の汚染源の調査や特定が効果的に進まず，対応に遅れが生じた。対応が必要な主な事項は以下のとおり。
- 地方自治体間，国と地方自治体間の情報共有等
- 国民への情報提供
- 食中毒の原因となる細菌（腸管出血性大腸菌O157等）の遺伝子検査手法の統一　など

○国と関係自治体の食中毒事案対応などの連携や協力の場として，地域ブロックごとに広域連携協議会を設置。
○厚生労働大臣は，協議会を活用して，広域的な食中毒事案への対応を行う。

- 国と関係自治体との間の情報共有等に基づき，同一の感染源による広域発生の早期探知を図る。
- 協議会において，国，都道府県等における早期の調査方針の共有や情報の交換を行い，効果的な原因調査，適切な情報発信等を実施する。

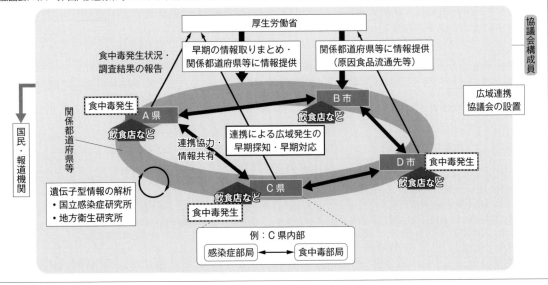

4 HACCP（ハサップ）に沿った衛生管理の制度化

- 厚生労働大臣は，営業の施設の衛生的な管理その他公衆衛生上必要な措置について，厚生労働省令で，次に掲げる事項に関する基準を定めるものとします。
  - →施設の内外の清潔保持，ねずみ及び昆虫の駆除その他一般的な衛生管理
  - →食品衛生上の危害の発生を防止するために特に重要な工程を管理するための取組
- 営業者は，この基準に従い，公衆衛生上必要な措置を内容とする衛生管理計画を作成し，これを遵守しなければならないものとします。

HACCP（ハサップ）に沿った衛生管理の制度化

【制度の概要】

全ての食品等事業者（食品の製造・加工，調理，販売等）が衛生管理計画を作成

食品衛生上の危害の発生を防止するために特に重要な工程を管理するための取組（HACCPに基づく衛生管理）

コーデックスのHACCP 7原則に基づき，食品等事業者自らが，使用する原材料や製造方法等に応じ，計画を作成し，管理を行う。

【対象事業者】
- 事業者の規模等を考慮
- と畜場［と畜場設置者，と畜場管理者，と畜業者］
- 食鳥処理場［食鳥処理業者（認定小規模食鳥処理業者を除く。）］

取り扱う食品の特性等に応じた取組（HACCPの考え方を取り入れた衛生管理）

各業界団体が作成する手引書を参考に，簡略化されたアプローチによる衛生管理を行う。

【対象事業者】
- 小規模事業者（＊事業所の従業員数を基準に，関係者の意見を聴き，今後，検討）
- 当該店舗での小売販売のみを目的とした製造・加工・調理事業者（例：菓子の製造販売，肉肉の販売，魚介類の販売，豆腐の製造販売　等）
- 提供する食品の種類が多く，変更頻度が頻繁な業種（例：飲食店，給食施設，そうざいの製造，弁当の製造　等）
- 一般衛生管理の対応で管理が可能な業種　等（例：包装食品の販売，食品の保管，食品の運搬　等）

※取り扱う食品の特性等に応じた取組（HACCPの考え方を取り入れた衛生管理）の対象であっても，希望する事業者は，段階的に，食品衛生上の危害の発生を防止するために特に重要な工程を管理するための取組（HACCPに基づく衛生管理），さらに対EU・対米国輸出等に向けた衛生管理へとステップアップしていくことが可能。
※今回の制度化において認証の取得は不要。

【国と地方自治体の対応】
① これまで地方自治体の条例に委ねられていた衛生管理の基準を法令に規定することで，**地方自治体による運用を平準化**
② 地方自治体職員を対象としたHACCP指導者養成研修を実施し，**食品衛生監視員の指導方法を平準化**
③ 日本発の民間認証JFS（食品安全マネジメント規格）や国際的な民間認証FSSC22000等の**基準と整合化**
④ 業界団体が作成した手引書の内容を踏まえ，**監視指導の内容を平準化**
⑤ 事業者が作成した衛生管理計画や記録の確認を通じて，自主的な衛生管理の取組状況を検証するなど**立入検査を効率化**

具体的には，コーデックスのHACCP 7原則に基づき，食品衛生上の危害の発生を防止するために特に重要な工程を管理するための取組（HACCPに基づく衛生管理）を行いますが，これが難しい小規模事業者などは取り扱う食品の特性等に応じた取組（HACCPの考え方を取り入れた衛生管理）を行うこととしています。

- HACCPの考え方を取り入れた衛生管理においては，各事業者団体が策定し厚生労働省が確認した手引書を活用して，温度管理や手洗い等の手順を定め，簡便な記録を行うこととすることによって，小規模な事業者にも負担なく取り組むことができ，食品衛生管理の向上が可能となります。
- HACCPは本来，工程管理，すなわちソフトの基準であり，施設整備等ハードの整備を求めるものではありません。個々の事業者が従来取り組んできた衛生管理について，計画策定と記録保存を行うことにより，原材料，製造，調理などの各工程に応じて「最適化」，「見える化」するものであることに留意する必要があります。

HACCP（ハサップ）について

HACCP（Hazard Analysis and Critical Control Point）による衛生管理

事業者自らが，食中毒菌汚染等の危害要因をあらかじめ把握（Hazard Analysis）した上で，原材料入荷から製品出荷までの全工程の中で，危害要因を除去低減させるために特に重要な工程（Critical Control Point）を管理し，製品の安全性を確保する衛生管理手法。

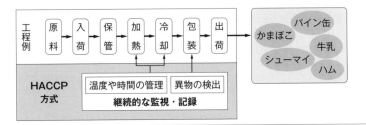

Codexの7原則
- （原則1）危害要因の分析
- （原則2）重要管理点の決定
- （原則3）管理基準の設定
- （原則4）モニタリング方法の設定
- （原則5）改善措置の設定
- （原則6）検証方法の設定
- （原則7）記録と保存方法の設定

先進国を中心に義務化
- EU：義務付け
- 中国：HACCP導入を奨励
- 台湾：一部義務付け
- アメリカ：義務付け
- カナダ：一部義務付け
- ブラジル：一部義務付け

国内の中小規模事業者における低い普及率

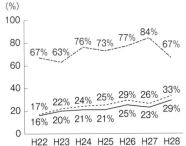

※日本標準産業分類による食料品製造業及び飲料・たばこ・飼料製造業（製氷業・たばこ製造業及び飼料・有機質肥料製造業を除く）を営む企業であって従業員数5人以上の企業が対象
※本社を対象として標本調査を行い，得られた回答から全体の導入調査
※導入率には「導入済み」と回答した者の割合

（資料出所）農林水産省「食品製造業におけるHACCPの導入状況実態調査」

5 特別な注意を必要とする成分等を含む食品による健康被害情報の収集

- 食品衛生上の危害の発生を防止する見地から特別の注意を必要とする成分または物であって，厚生労働大臣が薬事・食品衛生審議会の意見を聴いて指定したもの（指定成分等）を含む食品を取り扱う営業者は，その取り扱う指定成分等を含む食品が人の健康に被害を生じ，または生じさせるおそれがある旨の情報を得た場合は，当該情報を，遅滞なく，都道府県知事等に届け出なければならないものとし，都道府県知事等は当該届出に係る事項を厚生労働大臣に報告しなければならないものとします。
- 医師，歯科医師，薬剤師その他の関係者は，指定成分等の摂取によるものと疑われる人の健康に係る被害の把握に努めるとともに，都道府県知事等が行う調査に必要な協力をするよう努めなければならないものとします。

特別の注意を必要とする成分等を含む食品による健康被害情報の収集

特別の注意を必要とする成分等を含む食品による健康被害事案における課題*を踏まえ，食品の安全性の確保を図るため，事業者からの健康被害情報の届出の制度化等を行う。

*ホルモン様作用をもつ成分等が含まれている食品について，製造管理が適切でなく含有量が均一でないこと，科学的根拠に基づかない摂取目安量が設定されていること等により健康影響が生じたケースがある。（プエラリア・ミリフィカを含む食品により，平成29年7月までの過去5年間で，223事例の健康被害が報告。）
　食品による健康被害情報の収集が制度化されていないため，必要な情報収集が困難であり，健康被害の発生・拡大を防止するための食品衛生法を適用するための根拠が不足。

《対象》特別の注意を必要とするものとして厚生労働大臣が指定する成分等を含有する食品
　健康被害情報や文献等による生理活性情報を科学的な観点で整理し，薬事・食品衛生審議会や食品安全委員会における専門家の意見を聴き，パブリックコメント等を行った上で，特別の注意を必要とする成分等の指定を行う。
（検討対象となる成分等の例：アルカロイドやホルモン様作用成分のうち，一定以上の量の摂取により健康被害が生じるおそれのある成分等）

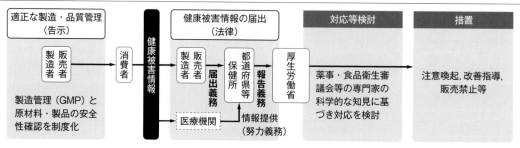

※いわゆる「健康食品」による健康被害情報については，引き続き，通知に基づき，任意の情報収集を行う。

「健康食品」による健康被害への現行の対応

〈現行制度の概要〉

- ■食品衛生法第6条〈不衛生食品等の販売等の禁止〉
  - 有害・有毒な物質を含む不衛生食品等の販売，製造等を禁止。（適用事例：コンフリー）
- ■食品衛生法第7条〈新開発食品等の販売禁止〉
  - 食経験のないもの，通常の摂取方法と著しく異なる方法で喫食するものについては，人の健康を損なうおそれがない旨の確証がなく，食品衛生上の危害の発生を防止するために必要があると認めるときは，食品の販売を禁止。（適用事例：アマメシバ加工食品）
- ■被害情報の報告（行政指導：平成14年10月4日付け医薬発第1004001号通知）
- ■製造及び原材料の製造・品質管理（行政指導：平成17年2月1日付け食安発第0201003号通知）

〈主な対応事項〉

名称	宣伝文句	発端・健康被害	対応
アマメシバ （H15.9.12）	ダイエット効果，便秘解消	・台湾において200名の閉塞性細気管支炎発生	暫定流通禁止 （法第7条第2項）
コンフリー （H16.6.18）	長寿・滋養強壮	・海外で肝障害が多数報告	販売禁止 （法第6条第2号）
ガルシニア （H14.3.7）	ダイエット効果等	・ラットの精巣への影響 ・健康被害報告なし	・消費者に注意喚起 ・事業者への行政指導
コエンザイムQ10 （H18.8.10）	アンチエイジング，抗酸化効果等	・下痢，嘔吐等の報告有り ・事業者団体が，上限摂取目安量を検討・報告	・消費者に注意喚起 ・事業者への行政指導
スギ花粉 （H19.4.19）	花粉症の症状軽減	・花粉症の減感作療法を目的とした製品が流通 ・重篤なアレルギー症状	・消費者に注意喚起 ・事業者に適切な表示の指導 ※治療又は予防のための製品は医薬品として販売停止，回収
アガリクス （H21.7.3）	免疫力向上，抗ガン作用，コレステロール低下等	・発ガン作用促進 ・健康被害の報告なし	・消費者に注意喚起 ・事業者への行政指導
プエラリア・ミリフィカ （H29.9.22）	豊胸効果，更年期症状軽減等	・不正出血，月経不順等の報告有り	・消費者に注意喚起 ・事業者への行政指導

6 国際整合的な食品用器具・容器包装の衛生規制の整備

・原則として，器具または容器包装には，政令で定める材質の原材料であって，これに含まれる物質について規格基準が定められていないものは使用してはならない（ただし，

国際整合的な食品用器具・容器包装の衛生規制の整備

食品用器具・容器包装の安全性や規制の国際整合性の確保のため，規格が定まっていない原材料を使用した器具・容器包装の販売等の禁止等を行い，安全が担保されたもののみ使用できることとする。

現行	改正（ポジティブリスト制度）
原則使用を認めた上で，使用を制限する物質を定める。海外で使用が禁止されている物質であっても，規格基準を定めない限り，直ちに規制はできない。	原則使用を禁止した上で，使用を認める物質を定め，安全が担保されたもののみ使用できる。 ＊合成樹脂を対象。

（参考）全体像

ポジティブリスト制度による国のリスク管理
・監視指導（事業者の把握，指導）
・輸入監視

製造管理規範（GMP）による製造管理の制度化
・原材料の確認　・製品の規格基準への適合情報の提供
・製造の記録の保存等
※ポジティブリスト対象外の容器等製造事業者は一般衛生管理を適用

原材料メーカー → 容器等製造事業者 → 容器等販売事業者 → 食品製造・販売事業者（容器等使用者）→ 消費者

求めに応じ，ポジティブリスト適合性を確認できる情報を提供

ポジティブリスト適合性を確認できる情報を提供

諸外国の食品用器具・容器包装のポジティブリスト制度導入状況

ポジティブリスト制度 （使用を原則禁止した上で，使用を認める物質をリスト化）	ネガティブリスト制度 （使用を原則認めた上で，使用を制限する物質をリスト化）
米国，欧州（EU），イスラエル，インド，中国，インドネシア，ベトナム，オーストラリア，ニュージーランド，サウジアラビア，ブラジルなど	カナダ，ロシア，日本，韓国＊，タイ＊など ＊韓国・タイにおいてポジティブリスト制度導入を検討中

（資料出所）株式会社情報機構「各国の食品用器具・容器包装材料規制～動向と実務対応～改訂増補版」

当該物質が，食品に接触しない部分に使用され，人の健康を損なうおそれがないように器具または容器包装が加工されている場合は除く）ものとします。
- 政令で定める材質の原材料が使用された器具または容器包装を販売，または販売の用に供するために製造もしくは輸入する者は，販売の相手方に対し必要な説明をしなければならないものとします。

7 営業許可制度の見直し，営業届出制度の創設

- HACCPの制度化に伴い，許可対象の営業または政令で定める公衆衛生に与える影響が少ない営業以外の営業を営もうとする者は，あらかじめ，その営業所の名称・所在地等を都道府県知事等に届け出なければならないものとします。
- 営業許可の区分等について，実態に応じたものとするため，食中毒リスクを考慮しつつ，見直します。
- 都道府県は，公衆衛生に与える影響が著しい営業であって，政令で定めるものの施設について，厚生労働省令で定める基準を参酌して，条例で，公衆衛生の見地から必要な基準を定めなければならないものとします。

営業許可制度の見直し及び営業届出制度の創設

HACCPの制度化に伴い，営業許可の対象業種以外の事業者の所在等を把握するため，届出制度を創設。
併せて，営業許可について，実態に応じたものとするため，食中毒リスクを考慮しつつ，見直しを行う。
＊法律改正では，都道府県は，厚生労働省令を参酌して，営業許可の施設基準を定めることとし，政省令改正では，営業許可業種の区分や施設基準についての実態に応じた具体的な見直しを行う。

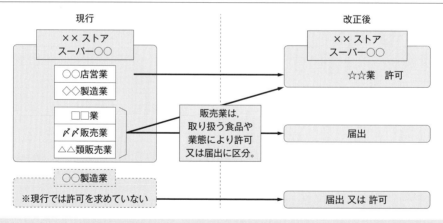

（参考）現行の34許可業種（政令）
① 飲食店営業
② 喫茶店営業
③ 菓子製造業
④ あん類製造業
⑤ アイスクリーム類製造業
⑥ 乳処理業
⑦ 特別牛乳搾取処理業
⑧ 乳製品製造業
⑨ 集乳業
⑩ 乳類販売業
⑪ 食肉処理業
⑫ 食肉販売業
⑬ 食肉製品製造業
⑭ 魚介類販売業
⑮ 魚介類せり売営業
⑯ 魚肉ねり製品製造業
⑰ 食品の冷凍又は冷蔵業
⑱ 食品の放射線照射業
⑲ 清涼飲料水製造業
⑳ 乳酸菌飲料製造業
㉑ 氷雪製造業
㉒ 氷雪販売業
㉓ 食用油脂製造業
㉔ マーガリンショートニング製造業
㉕ みそ製造業
㉖ 醤油製造業
㉗ ソース類製造業
㉘ 酒類製造業
㉙ 豆腐製造業
㉚ 納豆製造業
㉛ めん類製造業
㉜ そうざい製造業
㉝ 缶詰又は瓶詰食品製造業
㉞ 添加物製造業

営業許可制度の現状について

〈1施設で複数の営業許可申請を求めている一例〉

コンビニエンスストア
飲食店営業
食肉販売業
乳類販売業
魚介類販売業
菓子製造業

ファーストフード
飲食店営業
アイスクリーム製造業
菓子製造業
乳類販売業

乳加工施設
乳処理業
乳製品製造業
乳類販売業
清涼飲料水製造業
アイスクリーム製造業

弁当,仕出し店
飲食店営業
そうざい製造業

スーパーマーケット
食肉販売業
乳類販売業
魚介類販売業
飲食店営業

パン屋
菓子製造業
飲食店営業 又は喫茶店営業

冷凍食品製造業
冷凍・冷蔵業
そうざい製造業

精肉店
食肉販売業
飲食店営業
食肉処理業

〈各自治体で独自に定める業種の主な例〉

	製造・加工業	販売業
条例許可業種	漬物製造業,水産加工品製造業 こんにゃく・ところてん製造業 ふぐ処理業,菓子種製造業 など	魚介類販売行商,そうざい販売業 豆腐・豆腐加工品販売業 弁当類販売業 など
届出業種	ふぐ処理・取扱い業,食品製造業 おもちゃ製造業,乳搾取業 容器包装製造業 など	魚介類行商,食料品販売業 菓子類販売業,そうざい類販売業 食品添加物卸売販売業 など

8 食品のリコール情報の報告制度の創設

- 営業者が，食品衛生法の規定または同法の規定による禁止に違反し，または違反するおそれがある場合であって，その採取，輸入，製造，加工もしくは販売した食品，添加物，器具・容器包装を回収するときは，遅滞なく，回収に着手した旨および回収の状況を都道府県知事等に届け出なければならないものとします。また，都道府県知事等は，当該届出に係る事項を厚生労働大臣または内閣総理大臣（消費者庁）に報告しなければならないものとします。

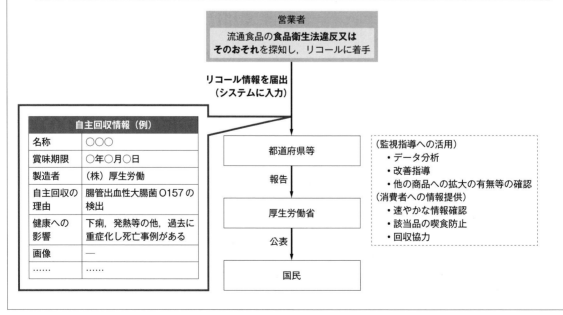

食品リコールの報告制度の状況

危害性のある異物混入等による回収告知件数が増加傾向
(2011年：554件→2017年：750件)

品目名	2017年	品目名	2017年
菓子	200	精穀・製粉	10
弁当・惣菜	91	みそ	8
水産食料品	84	スープ	5
その他	79	ソース	5
肉製品	51	マヨネーズ・ドレッシング	5
清涼飲料（茶・コーヒー飲料を含む。）	31	糖類	5
パン	27	レトルト食品	4
めん類	24	冷凍調理食品	4
野菜漬物（缶瓶詰、つぼ詰めを除く。）	23	醤油・食用アミノ酸	3
野菜・果実缶詰・農産保存食料品	18	動物性油脂	3
乳製品	18	めんつゆ	3
豆腐・油揚	17	茶・コーヒー（飲料を除く。）	2
その他調味料	15	カレー・シチュー	―
酒類	15	合計	750

（資料出所）食品事故情報報告知ネットHP

自治体による自主回収報告制度
（自治体数，全体に占める割合）
※複数回答あり

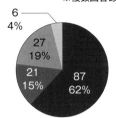

- ■ 条例等で規定している（都道府県の条例に準ずる場合を含む。） 87 62%
- ■ 条例以外の要綱等で規定している 21 15%
- ■ していない 27 19%
- ■ その他（事業者からの申出による報告書提出要求等） 6 4%

※144自治体に調査
※140自治体から回答あり
※厚生労働省食品監視安全課調べ

法令による欧米の食品リコール制度

米国
- FDAには強制リコール権限があるが、事業者による自主回収が原則とされている。
- 食品安全強化法（FSMA）に基づき、食品製造施設はリコール計画書の作成が義務付けられ、そのなかで、自主回収時のFDAへの通知を求められている。

EU
- EU各国食品衛生当局にリコール権限があるが、自主回収が原則とされている。
- 欧州委員会規則（EC）NO178/2002により、自主回収や事業者による管轄当局への報告・通報が規定されている。
- また、早期警告システム（RASFF：Rapid Alert System for Food and Feed）により、リコール情報を公表している。

9 食品の輸入および輸出に関する事項

- 獣畜の乳および厚生労働省令で定める乳製品や，生産地における食品衛生上の管理状況の証明が必要であるものとして厚生労働省令で定める食品または添加物は，輸出国の衛生証明書またはその写しを添付したものでなければ輸入してはならないものとします。
- 重要工程管理の措置が講じられていることが必要な厚生労働省令で定める食品または添加物は，当該措置が講じられていることが確実であるものとして厚生労働大臣が定める国・地域または施設において製造，加工されたものでなければ，輸入してはならないものとします。
- 厚生労働大臣または都道府県知事等による，食品を輸出するための輸出食品安全証明書に関する事務を定めます。

輸入食品の安全性確保

輸出国において検査や管理が適切に行われた旨を確認し，輸入食品の安全性を確保するため，HACCPに基づく衛生管理や乳製品・水産食品の衛生証明書の添付を輸入要件化する。左：現行 ➡ 右：改正

現行		改正
HACCPに基づく衛生管理の確認 ※現在は，HACCPに基づく衛生管理の確認は行っていない。	一部の食品にHACCPに基づく衛生管理を輸入要件とする	**HACCPに基づく衛生管理の確認** 対象食品：日本国内でHACCPに基づく衛生管理が求められるもの（食肉，食鳥肉等を想定） ※省令で規定
衛生証明書の添付義務① （健康な獣畜由来であることの確認） 対象食品：肉，臓器，食肉製品	対象食品に乳，乳製品を追加	**衛生証明書の添付義務①** （健康な獣畜由来であることの確認） 対象食品：肉，臓器，食肉製品，**乳，乳製品*** ※法律（法第10条第2項）で規定 *食中毒リスクを有する微生物が含まれるものがあるため，特に適切なリスク管理が求められる。
衛生証明書の添付義務② （生産地における衛生管理状況等の確認） 対象食品：フグ，生食用カキ ※現在は通知	衛生証明書の添付義務を法定化	**衛生証明書の添付義務②** （生産地における衛生管理状況等の確認） 対象食品：**フグ，生食用カキ***を想定 ※省令で規定 *生産される海域の管理状況等によって，食品衛生上のリスクが高まるおそれがあるため，特に適切なリスク管理が求められる。

食品輸出関係事務の法定化

輸出先国の衛生要件を満たすことを示すため，国・自治体における衛生証明書の発行等の食品輸出関連事務の法規定を創設する。

Ⅱ

逐条解説

1 食品衛生法の改正①／21
　改正法の公布日（平成30年6月13日）から1年または2年以内に施行
2 食品衛生法の改正②／41
　改正法の公布日（平成30年6月13日）から3年以内に施行
3 と畜場法の改正／44
4 食鳥処理の事業の規制及び食鳥検査に関する法律の改正／46
5 食品衛生法等の一部を改正する法律附則／47
　（平成30年6月13日法律第46号）抄

1 食品衛生法の改正①

改正法の公布日（平成30年6月13日）から1年または2年以内に施行

●指定成分等含有食品の健康被害（情報）の届出

新	旧
第8条 食品衛生上の危害の発生を防止する見地から特別の注意を必要とする成分又は物であつて，厚生労働大臣が薬事・食品衛生審議会の意見を聴いて指定したもの（第3項及び第64条第1項において「指定成分等」という。）を含む食品（以下この項において「指定成分等含有食品」という。）を取り扱う営業者は，その取り扱う指定成分等含有食品が人の健康に被害を生じ，又は生じさせるおそれがある旨の情報を得た場合は，当該情報を，厚生労働省令で定めるところにより，遅滞なく，都道府県知事，保健所を設置する市の市長又は特別区の区長（以下「都道府県知事等」という。）に届け出なければならない。 ② 都道府県知事等は，前項の規定による届出があつたときは，当該届出に係る事項を厚生労働大臣に報告しなければならない。 ③ 医師，歯科医師，薬剤師その他の関係者は，指定成分等の摂取によるものと疑われる人の健康に係る被害の把握に努めるとともに，都道府県知事等が，食品衛生上の危害の発生を防止するため指定成分等の摂取によるものと疑われる人の健康に係る被害に関する調査を行う場合において，当該調査に関し必要な協力を要請されたときは，当該要請に応じ，当該被害に関する情報の提供その他必要な協力をするよう努めなければならない。	（新設）

【解説】
　ホルモン様作用を持つ成分等が含まれている食品について，製造管理が適切でなく含有量が均一でないこと，科学的根拠に基づかない摂取目安量が設定されていること等により健康影響が生じたケースがありました。例えば，プエラリア・ミリフィカを含む食品の事例

では，平成29年7月までの過去5年間で223事例の健康被害が報告されました。しかしながら，こういった事例に関しては，従来，健康被害の情報を収集するシステムがなく，必要な対応のための情報や根拠が不足していることが課題となっていました。

今回の改正では，厚生労働大臣が特別な注意が必要なものとして指定した成分等を含む食品については，その摂取と関連した健康被害情報を，製造，販売等をする事業者から把握できる制度を設けることとされています。

厚生労働大臣の指定においては，国内外の健康被害情報や文献等による知見を科学的な観点で整理し，事業者からのヒアリングや，薬事・食品衛生審議会および食品安全委員会の意見を聴き，さらに国民からの意見聴取手続（パブリックコメント）等を経て，告示により指定されます。

指定される成分等としては，一定以上の量を摂取することにより健康被害が生じるおそれがある，アルカロイドやホルモン様作用成分や，植物などの物が考えられます。

また，実際に健康被害を訴える消費者の診察に応じた医師，薬剤師等は，健康被害に関する有用な情報を有している可能性が高いと考えられます。このような観点から，行政による必要な調査を迅速かつ的確に行うことができるよう，医師等の関係者が，健康被害の内容についての情報提供など，調査への協力に努める旨の規定が設けられています。

●病肉等の販売等の禁止

新	旧
第10条　（略）	**第9条**　（略）
②　<u>獣畜の肉，乳及び臓器並びに家きんの肉及び臓器並びに</u>厚生労働省令で定めるこれらの製品（以下この項において「獣畜の肉等」という。）は，輸出国の政府機関によつて発行され，かつ，前項各号に掲げる疾病にかかり，若しくはその疑いがあり，同項各号に掲げる異常があり，又はへい死した<u>獣畜の肉，乳若しくは臓器若しくは家きんの肉若しくは臓器</u>又はこれらの製品でない旨その他厚生労働省令で定める事項（以下この項において「衛生事項」という。）を記載した証明書又はその写しを添付したものでなければ，これを食品として販売の用に供するために輸入してはならない。ただし，厚生労働省令で定める国から輸入する獣畜の肉等であつて，当該獣畜の肉等に係る衛生事項が当該国の政府機関から電気通信回線を通じて，厚生労働省の使用に係る電子計算機（入出力装置を含む。）に送信され，当該電子計算機に備えられたファイルに記録されたものについては，この限りでない。	②　<u>獣畜及び家きんの肉及び臓器並びに</u>厚生労働省令で定めるこれらの製品（以下この項において「獣畜の肉等」という。）は，輸出国の政府機関によつて発行され，かつ，前項各号に掲げる疾病にかかり，若しくはその疑いがあり，同項各号に掲げる異常があり，又はへい死した<u>獣畜又は家きんの肉若しくは臓器</u>又はこれらの製品でない旨その他厚生労働省令で定める事項（以下この項において「衛生事項」という。）を記載した証明書又はその写しを添付したものでなければ，これを食品として販売の用に供するために輸入してはならない。ただし，厚生労働省令で定める国から輸入する獣畜の肉等であつて，当該獣畜の肉等に係る衛生事項が当該国の政府機関から電気通信回線を通じて，厚生労働省の使用に係る電子計算機（入出力装置を含む。）に送信され，当該電子計算機に備えられたファイルに記録されたものについては，この限りでない。

【解説】

　従来，食肉および食肉製品については，衛生確保のため，輸出国の政府機関が発行した衛生証明書が添付されていなければ日本に輸入できないこととされています。

　今回の改正では，乳および乳製品についても，食中毒リスクや輸入動向も踏まえ，健康な獣畜由来であること等を確認するため，輸出国政府発行の衛生証明書を必要とすることとされました。

●輸入食品の安全性確保

新	旧
第11条　食品衛生上の危害の発生を防止するために特に重要な工程を管理するための措置が講じられていることが必要なものとして厚生労働省令で定める食品又は添加物は，当該措置が講じられていることが確実であるものとして厚生労働大臣が定める国若しくは地域又は施設において製造し，又は加工されたものでなければ，これを販売の用に供するために輸入してはならない。 ②　第6条各号に掲げる食品又は添加物のいずれにも該当しないことその他厚生労働省令で定める事項を確認するために生産地における食品衛生上の管理の状況の証明が必要であるものとして厚生労働省令で定める食品又は添加物は，輸出国の政府機関によつて発行され，かつ，当該事項を記載した証明書又はその写しを添付したものでなければ，これを販売の用に供するために輸入してはならない。	（新設）

【解説】

　第1項では，日本国内でHACCPに沿った衛生管理が制度化されることに伴い，規制の同等性を図る観点から，厚生労働省令で定める食品または添加物については，輸出国側でHACCPに基づく衛生管理が行われているものでなければ，販売の用に供するために輸入してはならないこととされています。なお，この厚生労働省令で定める食品としては，当面，食肉・食鳥肉等が想定されています。

　また，フグやカキについては，生産される海域の大腸菌群の多寡など，生産地の状況によって食品衛生上のリスクが高まることから，従来，厚生労働省の通知に基づく運用上の取扱いとして，日本への輸入に当たっては輸出国の政府機関が発行する衛生証明書の添付が必要とされてきました。

　第2項では，生産地における食品衛生上の管理状況の証明が必要であるものとして厚生

労働省令で定める食品または添加物については，輸出国政府発行の証明書が添付されていなければ，販売の用に供するために輸入してはならないこととされています。この厚生労働省令で定める食品としては，当面，フグ，生食用カキが想定されています。

●総合衛生管理製造過程承認制度の廃止

新	旧
（削除）	**第13条** 厚生労働大臣は，第11条第1項の規定により製造又は加工の方法の基準が定められた食品であつて政令で定めるものにつき，総合衛生管理製造過程（製造又は加工の方法及びその衛生管理の方法につき食品衛生上の危害の発生を防止するための措置が総合的に講じられた製造又は加工の過程をいう。以下同じ。）を経てこれを製造し，又は加工しようとする者（外国において製造し，又は加工しようとする者を含む。）から申請があつたときは，製造し，又は加工しようとする食品の種類及び製造又は加工の施設ごとに，その総合衛生管理製造過程を経て製造し，又は加工することについての承認を与えることができる。
	② 厚生労働大臣は，前項の申請に係る総合衛生管理製造過程の製造又は加工の方法及びその衛生管理の方法が，厚生労働省令で定める基準に適合しないときは，同項の承認を与えない。
	③ 第1項の承認を受けようとする者は，厚生労働省令で定めるところにより，申請書に当該総合衛生管理製造過程を経て製造し，又は加工した食品の試験の成績に関する資料その他の資料を添付して申請しなければならない。
	④ 第1項の承認を受けた者（次項において「承認取得者」という。）は，当該承認に係る総合衛生管理製造過程の一部を変更しようとするときは，その変更についての承認を求めることができる。この場合においては，前2項の規定を準用する。
	⑤ 厚生労働大臣は，次の各号のいずれかに該当する場合においては，承認取得者が受けた第1項の承認の全部又は一部を取り消すことができる。
	一 当該承認に係る総合衛生管理製造過程の製造又は加工の方法及びその衛生管理の方法が，第2項の厚生労働省令で定める基準に適合しなくなつたとき。

	二 　承認取得者が，当該承認に係る総合衛生管理製造過程の一部を前項の承認を受けずに変更したとき。
	三 　厚生労働大臣が，必要があると認めて，外国において当該承認に係る総合衛生管理製造過程を経て食品の製造又は加工を行う承認取得者（次号において「外国製造承認取得者」という。）に対し，必要な報告を求めた場合において，その報告がされず，又は虚偽の報告がされたとき。
	四 　厚生労働大臣が，必要があると認めて，その職員に，外国製造承認取得者の製造又は加工の施設，事務所，倉庫その他の場所において食品，帳簿書類その他の物件についての検査をさせようとした場合において，その検査が拒まれ，妨げられ，又は忌避されたとき。
	⑥　第1項の承認に係る総合衛生管理製造過程を経た食品の製造又は加工については，第11条第1項の基準に適合した方法による食品の製造又は加工とみなして，この法律又はこの法律に基づく命令の規定を適用する。
	⑦　第1項の承認又は第4項の変更の承認を受けようとする者は，審査に要する実費の額を考慮して政令で定める額の手数料を納めなければならない。
（削除）	**第14条**　前条第1項の承認は，3年を下らない政令で定める期間（以下この条において「有効期間」という。）ごとにその更新を受けなければ，その期間の経過によつて，その効力を失う。
	②　前条第2項及び第3項の規定は，前項の更新について準用する。
	③　第1項の更新の申請があつた場合において，有効期間の満了の日までにその申請に対する処分がされないときは，従前の承認は，有効期間の満了後もその処分がされるまでの間は，なおその効力を有する。
	④　前項の場合において，承認の更新がされたときは，その承認の有効期間は，従前の承認の有効期間の満了の日の翌日から起算するものとする。
	⑤　第1項の承認の更新を受けようとする者は，審査に要する実費の額を考慮して政令で定める額の手数料を納めなければならない。

【解説】

　平成7年の食品衛生法改正で導入された総合衛生管理製造過程の承認制度（「マル総」と呼ばれてきました）は，営業者がHACCPの考え方に基づいて自ら設定した食品の製造加工及び衛生管理の方法について，厚生労働大臣が承認基準に適合することを個別に確認するものです。承認を受けた総合衛生管理製造過程を経た食品の製造加工は，食品衛生法第11条第1項に基づく製造方法の基準に適合した方法による食品の製造又は加工の方法とみなされるため，同項に基づく画一的な基準によらず，工程の各段階において安全性に配慮した多様な方法により食品を製造することが可能となります。承認の対象となる食品は，乳，乳製品，清涼飲料水，食肉製品，魚肉練り製品およびレトルト食品です。

　総合衛生管理製造過程承認制度は，これまでHACCPの普及・促進に一定の役割を果たしてきましたが，HACCPに沿った衛生管理の制度化に伴い，その役割を終えることから，今回の改正において廃止することとされ，関係規定が削除されるものです。なお，食品添加物等の規格基準に規定された製造加工基準以上の方法により，製造加工しようとする場合には，厚生労働大臣の承認を受けなければならない旨の規定を別途告示で整備することとしています。

●器具又は容器包装の規格・基準の制定

新	旧
第17条　厚生労働大臣は，特定の国若しくは地域において製造され，又は特定の者により製造される特定の器具又は容器包装について，第26条第1項から第3項まで又は第28条第1項の規定による検査の結果次に掲げる器具又は容器包装に該当するものが相当数発見されたこと，製造地における食品衛生上の管理の状況その他の厚生労働省令で定める事由からみて次に掲げる器具又は容器包装に該当するものが相当程度含まれるおそれがあると認められる場合において，人の健康を損なうおそれの程度その他の厚生労働省令で定める事項を勘案して，当該特定の器具又は容器包装に起因する食品衛生上の危害の発生を防止するため特に必要があると認めるときは，薬事・食品衛生審議会の意見を聴いて，当該特定の器具又は容器包装を販売し，販売の用に供するために製造し，若しくは輸入し，又は営業上使用することを禁止することができる。 一・二　（略）	**第17条**　厚生労働大臣は，特定の国若しくは地域において製造され，又は特定の者により製造される特定の器具又は容器包装について，第26条第1項から第3項まで又は第28条第1項の規定による検査の結果次に掲げる器具又は容器包装に該当するものが相当数発見されたこと，製造地における食品衛生上の管理の状況その他の厚生労働省令で定める事由からみて次に掲げる器具又は容器包装に該当するものが相当程度含まれるおそれがあると認められる場合において，人の健康を損なうおそれの程度その他の厚生労働省令で定める事項を勘案して，当該特定の器具又は容器包装に起因する食品衛生上の危害の発生を防止するため特に必要があると認めるときは，薬事・食品衛生審議会の意見を聴いて，当該特定の器具又は容器包装を販売し，販売の用に供するために製造し，若しくは輸入し，又は営業上使用することを禁止することができる。 一・二　（略）

三　次条第3項の規定に違反する器具又は容器包装	（新設）
②　（略）	②　（略）
③　第9条第3項及び第4項の規定は，第1項の規定による禁止が行われた場合について準用する。この場合において，同条第3項中「食品又は添加物」とあるのは，「器具又は容器包装」と読み替えるものとする。	③　第8条第3項及び第4項の規定は，第1項の規定による禁止が行われた場合について準用する。この場合において，同条第3項中「食品又は添加物」とあるのは，「器具又は容器包装」と読み替えるものとする。
第18条　（略）	**第18条**　（略）
②　（略）	②　（略）
③　器具又は容器包装には，成分の食品への溶出又は浸出による公衆衛生に与える影響を考慮して政令で定める材質の原材料であつて，これに含まれる物質（その物質が化学的に変化して生成した物質を除く。）について，当該原材料を使用して製造される器具若しくは容器包装に含有されることが許容される量又は当該原材料を使用して製造される器具若しくは容器包装から溶出し，若しくは浸出して食品に混和することが許容される量が第1項の規格に定められていないものは，使用してはならない。ただし，当該物質が人の健康を損なうおそれのない量として厚生労働大臣が薬事・食品衛生審議会の意見を聴いて定める量を超えて溶出し，又は浸出して食品に混和するおそれがないように器具又は容器包装が加工されている場合（当該物質が器具又は容器包装の食品に接触する部分に使用される場合を除く。）については，この限りでない。	（新設）

【解説】

　器具・容器包装については，従来，使用を制限する物質を個別に定めた食品衛生法に基づく規格基準のほか，業界団体による自主管理基準により，安全性確保が図られてきました。

　しかしながら，近年，器具・容器包装に使用される新たな物質の開発が進み，製品が多様化するとともに，グローバル化の進展に伴い食品の国際移動が活発化している状況において，規制の国際整合を図り，さらなる安全性確保を図る観点から，国内に流通する全ての器具・容器包装に統一的な規制を適用することとされたものです。

　具体的には，政令で定める材質（合成樹脂を想定）については，あらかじめ原材料に含まれる物質の安全性を評価し，食品に溶出・混和する許容量等について規格が定められた物質以外の使用を規制することとされています（ポジティブリスト制度）。

また、このポジティブリスト制度に違反した器具・容器包装については、厚生労働大臣が、薬事・食品衛生審議会の意見を聴いて、販売、製造、輸入または使用を禁止することができることとされています。

●広域連携協議会の設置等について

新	旧
第21条の2 国及び都道府県等は、食品、添加物、器具又は容器包装に起因する中毒患者又はその疑いのある者（以下「食中毒患者等」という。）の広域にわたる発生又はその拡大を防止し、及び広域にわたり流通する食品、添加物、器具又は容器包装に関してこの法律又はこの法律に基づく命令若しくは処分に係る違反を防止するため、その行う食品衛生に関する監視又は指導（以下「監視指導」という。）が総合的かつ迅速に実施されるよう、相互に連携を図りながら協力しなければならない。	（新設）
第21条の3 厚生労働大臣は、監視指導の実施に当たつての連携協力体制の整備を図るため、厚生労働省令で定めるところにより、国、都道府県等その他関係機関により構成される広域連携協議会（以下この条及び第60条の2において「協議会」という。）を設けることができる。 ② 協議会は、必要があると認めるときは、当該協議会の構成員以外の都道府県等その他協議会が必要と認める者をその構成員として加えることができる。 ③ 協議会において協議が調つた事項については、協議会の構成員は、その協議の結果を尊重しなければならない。 ④ 前3項に定めるもののほか、協議会の運営に関し必要な事項は、協議会が定める。	（新設）
第22条 厚生労働大臣及び内閣総理大臣は、国及び都道府県等が行う監視指導の実施に関する指針（以下「指針」という。）を定めるものとする。 ② 指針は、次に掲げる事項について定めるものとする。 一～三 （略）	**第22条** 厚生労働大臣及び内閣総理大臣は、国及び都道府県等が行う食品衛生に関する監視又は指導（以下「監視指導」という。）の実施に関する指針（以下「指針」という。）を定めるものとする。 ② 指針は、次に掲げる事項について定めるものとする。 一～三 （略）

四　監視指導の実施に当たつての<u>国，</u>都道府県等その他関係機関相互の連携協力の確保に関する事項	（新設）
五　その他監視指導の実施に関する重要事項	四　その他監視指導の実施に関する重要事項
③　厚生労働大臣及び内閣総理大臣は，指針を定め，又はこれを変更したときは，遅滞なく，これを公表するとともに，都道府県知事等に通知しなければならない。	③　厚生労働大臣及び内閣総理大臣は，指針を定め，又はこれを変更したときは，遅滞なく，これを公表するとともに，都道府県知事，<u>保健所を設置する市の市長又は特別区の区長（以下「都道府県知事等」という。）</u>に通知しなければならない。
第24条　（略）	**第24条**　（略）
②　都道府県等食品衛生監視指導計画は，次に掲げる事項について定めるものとする。	②　都道府県等食品衛生監視指導計画は，次に掲げる事項について定めるものとする。
一・二　（略）	一・二　（略）
三　監視指導の実施に当たつての<u>国，他の都道府県等その他関係機関との連携協力の確保に関する事項</u>	三　<u>当該都道府県等と隣接する都道府県等その他関係行政機関との連携の確保に関する事項</u>
四　（略）	四　（略）
③〜⑤　（略）	③〜⑤　（略）

【解説】

　食品衛生行政においては，都道府県，政令市，中核市等が設置する保健所が中心的な役割を果たしていますが，保健所の管轄区域を越えて食品が広域的に移動する傾向が強まっています。また，中核市の増加等に伴い，食中毒事案が発生したときに関係する自治体数がより多数にわたるようになっています。平成29年夏に発生した，同一遺伝子型の腸管出血性大腸菌感染症・食中毒事案においては，地方自治体間，厚生労働省と地方自治体との間，食品衛生部門と感染症部門との間の情報共有が不十分であったことなど，広域発生食中毒事案としての早期探知が遅れ，共通の汚染源の調査や特定が効果的に進まず，対応に遅れを生じたという課題が指摘されています。

　このため，今回の改正では，広域的な食中毒事案への対策強化として，

①国および都道府県等は，広域的な食中毒事案の発生防止等のため，相互に連携を図りながら協力しなければならないこと（第21条の2）

②国，都道府県等での情報共有の場として，広域連携協議会を設けることができることとすること（第21条の3）

③厚生労働大臣および内閣総理大臣が定める監視指導指針に，関係機関相互の連携協力確保に関する事項を定めることとすること（第22条）

④都道府県等が定める監視指導計画に，国，他の都道府県等との連携協力確保に関する事項を定めることとすること（第24条）

などを定め，広域的な食中毒事案に的確に対応できる体制を整備することとされました。

　この広域連携協議会は，地方厚生局が所在するブロック（北海道，東北，関東信越，東海北陸，近畿，中国四国，九州）ごとに置かれて，定例的に開催されることによって連携・情報共有等が図られるとともに，実際に食中毒事案が発生した場合には，状況に応じて，ブロック域を越えた対応も含めて，柔軟に対応することとされています。

●検査命令

新	旧
第26条　都道府県知事は，次の各号に掲げる食品，添加物，器具又は容器包装を発見した場合において，これらを製造し，又は加工した者の検査の能力等からみて，その者が製造し，又は加工する食品，添加物，器具又は容器包装がその後引き続き当該各号に掲げる食品，添加物，器具又は容器包装に該当するおそれがあり，食品衛生上の危害の発生を防止するため必要があると認めるときは，政令で定める要件及び手続に従い，その者に対し，当該食品，添加物，器具又は容器包装について，当該都道府県知事又は登録検査機関の行う検査を受けるべきことを命ずることができる。	**第26条**　都道府県知事は，次の各号に掲げる食品，添加物，器具又は容器包装を発見した場合において，これらを製造し，又は加工した者の検査の能力等からみて，その者が製造し，又は加工する食品，添加物，器具又は容器包装がその後引き続き当該各号に掲げる食品，添加物，器具又は容器包装に該当するおそれがあり，食品衛生上の危害の発生を防止するため必要があると認めるときは，政令で定める要件及び手続に従い，その者に対し，当該食品，添加物，器具又は容器包装について，当該都道府県知事又は登録検査機関の行う検査を受けるべきことを命ずることができる。
一　（略）	一　（略）
二　<u>第13条第1項</u>の規定により定められた規格に合わない食品又は添加物	二　<u>第11条第1項</u>の規定により定められた規格に合わない食品又は添加物
三　<u>第13条第1項</u>の規定により定められた基準に合わない方法により添加物を使用した食品	三　<u>第11条第1項</u>の規定により定められた基準に合わない方法により添加物を使用した食品
四　<u>第13条第3項</u>に規定する食品	四　<u>第11条第3項</u>に規定する食品
五・六　（略）	五・六　（略）
<u>七　第18条第3項の規定に違反する器具又は容器包装</u>	（新設）
②　厚生労働大臣は，食品衛生上の危害の発生を防止するため必要があると認めるときは，前項各号に掲げる食品，添加物，器具若しくは容器包装又は<u>第12条</u>に規定する食品を製造し，又は加工した者が製造し，又は加工した同種の食品，添加物，器具又は容器包装を輸入する者に対し，当該食品，添加物，器具又は容器包装について，厚生労働大臣又は登録検査機関の行う検査を受けるべきことを命ずることができる。	②　厚生労働大臣は，食品衛生上の危害の発生を防止するため必要があると認めるときは，前項各号に掲げる食品，添加物，器具若しくは容器包装又は<u>第10条</u>に規定する食品を製造し，又は加工した者が製造し，又は加工した同種の食品，添加物，器具又は容器包装を輸入する者に対し，当該食品，添加物，器具又は容器包装について，厚生労働大臣又は登録検査機関の行う検査を受けるべきことを命ずることができる。

新	旧
③　厚生労働大臣は，食品衛生上の危害の発生を防止するため必要があると認めるときは，生産地の事情その他の事情からみて第1項各号に掲げる食品，添加物，器具若しくは容器包装又は<u>第12条</u>に規定する食品に該当するおそれがあると認められる食品，添加物，器具又は容器包装を輸入する者に対し，当該食品，添加物，器具又は容器包装について，厚生労働大臣又は登録検査機関の行う検査を受けるべきことを命ずることができる。 ④〜⑦　（略）	③　厚生労働大臣は，食品衛生上の危害の発生を防止するため必要があると認めるときは，生産地の事情その他の事情からみて第1項各号に掲げる食品，添加物，器具若しくは容器包装又は<u>第10条</u>に規定する食品に該当するおそれがあると認められる食品，添加物，器具又は容器包装を輸入する者に対し，当該食品，添加物，器具又は容器包装について，厚生労働大臣又は登録検査機関の行う検査を受けるべきことを命ずることができる。 ④〜⑦　（略）

【解説】

　第26条第1項第7号に規定を追加し，今回の改正で導入されたポジティブリスト制度に違反した器具・容器包装については，厚生労働大臣および都道府県知事等が製造，販売等を行う事業者に対して検査命令を行うことができることとされました。

●衛生管理基準

新	旧
第50条　（略）	**第50条**　厚生労働大臣は，食品又は添加物の製造又は加工の過程において有毒な又は有害な物質が当該食品又は添加物に混入することを防止するための措置に関し必要な基準を定めることができる。
（削除）	②　<u>都道府県は，営業（食鳥処理の事業の規制及び食鳥検査に関する法律第2条第5号に規定する食鳥処理の事業を除く。）の施設の内外の清潔保持，ねずみ，昆虫等の駆除その他公衆衛生上講ずべき措置に関し，条例で，必要な基準を定めることができる。</u>
②　営業者（食鳥処理の事業の規制及び食鳥検査に関する法律第6条第1項に規定する食鳥処理業者を除く。）は，<u>前項の規定により</u>基準が定められたときは，これを遵守しなければならない。	③　営業者（食鳥処理の事業の規制及び食鳥検査に関する法律第6条第1項に規定する食鳥処理業者を除く。）は，<u>前2項の</u>基準が定められたときは，これを遵守しなければならない。

第50条の2　厚生労働大臣は，営業（器具又は容器包装を製造する営業及び食鳥処理の事業の規制及び食鳥検査に関する法律第2条第5号に規定する食鳥処理の事業（第51条において「食鳥処理の事業」という。）を除く。）の施設の衛生的な管理その他公衆衛生上必要な措置（以下この条において「公衆衛生上必要な措置」という。）について，厚生労働省令で，次に掲げる事項に関する基準を定めるものとする。 　一　施設の内外の清潔保持，ねずみ及び昆虫の駆除その他一般的な衛生管理に関すること。 　二　食品衛生上の危害の発生を防止するために特に重要な工程を管理するための取組（小規模な営業者（器具又は容器包装を製造する営業者及び食鳥処理の事業の規制及び食鳥検査に関する法律第6条第1項に規定する食鳥処理業者を除く。次項において同じ。）その他の政令で定める営業者にあつては，その取り扱う食品の特性に応じた取組）に関すること。 ②　営業者は，前項の規定により定められた基準に従い，厚生労働省令で定めるところにより公衆衛生上必要な措置を定め，これを遵守しなければならない。 ③　都道府県知事等は，公衆衛生上必要な措置について，第1項の規定により定められた基準に反しない限り，条例で必要な規定を定めることができる。	（新設）

【解説】

　従来の衛生管理は，営業者に対して都道府県等が条例で定めた基準の遵守を求めるものですが，今回の改正では，諸外国で導入が進むHACCPについて日本でも制度化し，食品の衛生管理の向上を図ることとされました。

　具体的には，厚生労働大臣が食品衛生上の危害の発生を防止するために特に重要な工程を管理するための取組に関する基準を定め，各事業者は，その基準に従って，原材料の入荷から製品の出荷に至る工程に応じて衛生管理計画を策定し，遵守することとされています。

　厚生労働大臣が定める基準については，国際標準の衛生管理を日本でも制度化するという趣旨から，コーデックス[注1]HACCPの7原則[注2]を要件とする基準が原則とされます（＝HACCPに基づく衛生管理）が，コーデックスHACCPをそのまま実施することが困難な小規模事業者等においては，事業者団体が策定し，厚生労働省が確認した手引書を活用

することによって、「HACCPの考え方を取り入れた衛生管理」を行うこととされています。

従来は、都道府県等が施設の衛生基準を条例で定めていましたが、HACCPに沿った衛生管理の制度化に伴い、改正後は、厚生労働大臣が定めた基準に反しない範囲で公衆衛生上必要な措置を、都道府県知事等が条例で規定することができることとされています。

注1：コーデックスとは、WHO（世界保健機関）とFAO（国連食糧農業機関）により設置された、食品の安全性と品質に関する国際的基準を定める政府間機関。

注2：コーデックスのガイドラインに基づく7原則は下表のとおり。

原則1	危害要因分析	原材料や製造工程で問題となる危害の要因を列挙
原則2	重要管理点の決定	危害要因を除去・提言すべき特に重要な工程を決定
原則3	管理基準の設定	重要管理点を適切に管理するための基準を設定
原則4	モニタリング方法の設定	管理基準の測定方法を設定
原則5	改善措置の設定	管理基準を逸脱していた場合に講ずべき措置を設定
原則6	検証方法の設定	HACCPプランが適切に実施されているか確認するための手順、評価等の方法を設定
原則7	記録と保存方法の設定	モニタリング等の記録、その保存の方法、保存の期間を設定

●器具又は容器包装を製造する施設の衛生管理等の基準

新	旧
第50条の3 <u>厚生労働大臣は、器具又は容器包装を製造する営業の施設の衛生的な管理その他公衆衛生上必要な措置（以下この条において「公衆衛生上必要な措置」という。）について、厚生労働省令で、次に掲げる事項に関する基準を定めるものとする。</u> <u>一　施設の内外の清潔保持その他一般的な衛生管理に関すること。</u> <u>二　食品衛生上の危害の発生を防止するために必要な適正に製造を管理するための取組に関すること。</u> ② <u>器具又は容器包装を製造する営業者は、前項の規定により定められた基準（第18条第3項に規定する政令で定める材質以外の材質の原材料のみが使用された器具又は容器包装を製造する営業者にあつては、前項第1号に掲げる事項に限る。）に従い、公衆衛生上必要な措置を講じなければならない。</u>	（新設）

新	旧
③ 都道府県知事等は，公衆衛生上必要な措置について，第1項の規定により定められた基準に反しない限り，条例で必要な規定を定めることができる。	

【解説】

　従来，器具・容器包装の製造施設については，都道府県が定める条例で，清潔保持等の基準が定められています。一方，今回の改正で新たに導入される器具・容器包装に係るポジティブリスト制度においては，適正な原材料の管理，意図しない物質の混入防止等が重要であることから，対象となる材質の器具及び容器包装を製造する事業者において，これらの取組を行う製造管理（GMP）を制度として位置付けることが必要と考えられます。

　このため，今回の改正では，厚生労働大臣が器具・容器包装の製造施設について厚生労働省令で，一般衛生管理およびGMPに関する基準を定めることとし，都道府県知事等が厚生労働大臣が定めた基準に反しない範囲で公衆衛生上必要な措置を条例で規定することができることとされています。

　なお，ポジティブリスト対象外の器具・容器包装製造事業については，引き続き，一般衛生管理のみが適用されます。

●器具又は容器包装及びそれらの原材料のポジティブリスト適合性情報の伝達

新	旧
第50条の4　第18条第3項に規定する政令で定める材質の原材料が使用された器具又は容器包装を販売し，又は販売の用に供するために製造し，若しくは輸入する者は，厚生労働省令で定めるところにより，その取り扱う器具又は容器包装の販売の相手方に対し，当該取り扱う器具又は容器包装が次の各号のいずれかに該当する旨を説明しなければならない。 一　第18条第3項に規定する政令で定める材質の原材料について，同条第1項の規定により定められた規格に適合しているもののみを使用した器具又は容器包装であること。 二　第18条第3項ただし書に規定する加工がされている器具又は容器包装であること。	（新設）

② 器具又は容器包装の原材料であつて，第18条第3項に規定する政令で定める材質のものを販売し，又は販売の用に供するために製造し，若しくは輸入する者は，当該原材料を使用して器具又は容器包装を製造する者から，当該原材料が同条第1項の規定により定められた規格に適合しているものである旨の確認を求められた場合には，厚生労働省令で定めるところにより，必要な説明をするよう努めなければならない。

【解説】

　食品用器具・容器包装については，その原材料をつくる事業者（川上）から，その原材料を用いて器具・容器包装をつくる事業者，製造された器具・容器包装を販売する事業者，そしてその器具・容器包装を最終的に使用する事業者（川下）まで，複数の事業者が介在することが一般的と考えられます。

　今回の改正でポジティブリスト制度が導入されることに伴い，食品用器具・容器包装の製造事業者がポジティブリストに適合した製品を製造するために必要となる情報については，企業秘密保持の要請との調和を図りながら，川上から川下まで的確に伝達されなければなりません。

　このため，まず本条第1項では，器具・容器包装の製造，販売等を行う事業者は，販売の相手方に対して，ポジティブリスト適合性について説明しなければならないこととされています。

　また，器具・容器包装の製造事業者がポジティブリストに適合した製品を製造するためには，原材料メーカーから情報を入手する必要があります。しかし，原材料については，原材料メーカーが製造した段階では必ずしも食品用に使用されるとは限らず，原材料メーカーは食品衛生法の対象事業者として位置付けられていません。したがって，器具・容器包装の製造事業者と同等の情報提供義務を課すことは困難であると考えられます。そこで，本条第2項では，原材料メーカー等に対しては，器具・容器包装の製造事業者からポジティブリスト適合性についての確認を求められた場合に必要な説明をしなければならない旨の努力義務が規定されています。

●廃棄命令等

新	旧
第54条 厚生労働大臣又は都道府県知事は，営業者が第6条，<u>第10条から第12条まで，第13条第2項若しくは第3項</u>，第16条若しくは第18条第2項若しくは第3項の規定に違反した場合又は<u>第9条第1項</u>若しくは第17条第1項の規定による禁止に違反した場合においては，営業者若しくは当該職員にその食品，添加物，器具若しくは容器包装を廃棄させ，又はその他営業者に対し食品衛生上の危害を除去するために必要な処置をとることを命ずることができる。 ② （略）	**第54条** 厚生労働大臣又は都道府県知事は，営業者が第6条，<u>第9条，第10条，第11条第2項</u>若しくは第3項，第16条若しくは第18条第2項の規定に違反した場合又は<u>第8条第1項</u>若しくは第17条第1項の規定による禁止に違反した場合においては，営業者若しくは当該職員にその食品，添加物，器具若しくは容器包装を廃棄させ，又はその他営業者に対し食品衛生上の危害を除去するために必要な処置をとることを命ずることができる。 ② （略）

【解説】

　厚生労働大臣や都道府県知事は，食品衛生法違反の食品等について営業者に対し廃棄命令等を行うことができますが，今回新たに規定された輸入食品規制違反の場合を廃棄命令等の対象として追加されています。

●許可の取消し等

新	旧
第55条 都道府県知事は，営業者が第6条，<u>第8条第1項，第10条から第12条まで，第13条第2項若しくは第3項</u>，第16条，第18条第2項<u>若しくは第3項</u>，第19条第2項，第20条，第25条第1項，第26条第4項，第48条第1項，<u>第50条第2項，第50条の2第2項，第50条の3第2項若しくは第50条の4第1項</u>の規定に違反した場合，第7条第1項から第3項まで，<u>第9条第1項</u>若しくは第17条第1項の規定による禁止に違反した場合，第52条第2項第1号若しくは第3号に該当するに至つた場合又は同条第3項の規定による条件に違反した場合においては，同条第1項の許可を取り消し，又は営業の全部若しくは一部を禁止し，若しくは期間を定めて停止することができる。	**第55条** 都道府県知事は，営業者が第6条，<u>第9条，第10条，第11条第2項若しくは第3項</u>，第16条，第18条第2項，第19条第2項，第20条，第25条第1項，第26条第4項，第48条第1項<u>若しくは第50条第3項</u>の規定に違反した場合，第7条第1項から第3項まで，<u>第8条第1項</u>若しくは第17条第1項の規定による禁止に違反した場合，第52条第2項第1号若しくは第3号に該当するに至つた場合又は同条第3項の規定による条件に違反した場合においては，同条第1項の許可を取り消し，又は営業の全部若しくは一部を禁止し，若しくは期間を定めて停止することができる。

新	旧
② 厚生労働大臣は，営業者（食品，添加物，器具又は容器包装を輸入することを営む人又は法人に限る。）が第6条，<u>第8条第1項，第10条第2項，第11条，第12条，第13条第2項若しくは第3項</u>，第16条，第18条第2項<u>若しくは第3項</u>，第26条第4項，<u>第50条第2項，第50条の2第2項，第50条の3第2項若しくは第50条の4第1項</u>の規定に違反した場合又は第7条第1項から第3項まで，<u>第9条第1項</u>若しくは第17条第1項の規定による禁止に違反した場合においては，営業の全部若しくは一部を禁止し，又は期間を定めて停止することができる。	② 厚生労働大臣は，営業者（食品，添加物，器具若しくは容器包装を輸入することを営む人又は法人に限る。）が第6条，<u>第9条第2項，第10条，第11条第2項若しくは第3項</u>，第16条，第18条第2項，第26条第4項<u>若しくは第50条第3項</u>の規定に違反した場合又は第7条第1項から第3項まで，<u>第8条第1項</u>若しくは第17条第1項の規定による禁止に違反した場合においては，営業の全部若しくは一部を禁止し，又は期間を定めて停止することができる。

【解説】

　本条第1項に基づいて，厚生労働大臣や都道府県知事は，営業者が食品衛生法に違反した場合に営業許可の取消や営業の禁停止処分を行うことができますが，以下の場合がこれらの処分の対象として追加されています。

- 指定成分等含有食品に係る健康被害情報の届出義務違反
- 輸入食品に係る規制（HACCPに基づく衛生管理または衛生証明書の添付）違反
- HACCPに沿った衛生管理に係る義務違反
- 器具・容器包装に係るポジティブリスト制度に係る義務違反およびGMPに係る義務違反

　また，本条第2項では食品等の輸入事業者に対する処分を規定していますが，その処分の対象についても第1項と同様の追加が行われています。

●広域連携協議会を活用した広域食中毒事案への対応

新	旧
<u>第60条の2　前条に規定する場合において，厚生労働大臣は，必要があると認めるときは，協議会を開催し，食中毒の原因調査及びその結果に関する必要な情報を共有し，関係機関等の連携の緊密化を図るとともに，食中毒患者等の広域にわたる発生又はその拡大を防止するために必要な対策について協議を行うよう努めなければならない。</u>	（新設）

【解説】

　第60条では，一定の大規模広域的な食中毒が発生した場合に，厚生労働大臣が都道府県知事等に対して食中毒の原因調査およびその結果の報告を求めることができる旨を規定

しています。

本条では，大規模広域的な食中毒が発生した場合に，厚生労働大臣は，今回の改正で設けることができることとされた広域連携協議会を開催して，情報共有や連携緊密化，拡大防止対策についての協議を行うよう努めなければならないこととされています。

●国民の意見の聴取

新	旧
第64条 厚生労働大臣は，第6条第2号ただし書（第62条第1項及び第2項において準用する場合を含む。）に規定する人の健康を損なうおそれがない場合を定めようとするとき，第7条第1項から第3項までの規定による販売の禁止をしようとし，若しくは同条第4項の規定による禁止の全部若しくは一部の解除をしようとするとき，<u>第8条第1項の規定により指定成分等を指定しようとするとき</u>，<u>第10条第1項</u>の厚生労働省令を制定し，若しくは改廃しようとするとき，<u>第12条</u>に規定する人の健康を損なうおそれのない場合を定めようとするとき，<u>第13条第1項</u>（第62条第1項及び第2項において準用する場合を含む。）に規定する基準若しくは規格を定めようとするとき，<u>第13条第3項</u>に規定する人の健康を損なうおそれのないことが明らかである物質若しくは人の健康を損なうおそれのない量を定めようとするとき，第18条第1項（第62条第1項及び第3項において準用する場合を含む。）に規定する基準若しくは規格を定めようとするとき，<u>第18条第3項ただし書</u>に規定する人の健康を損なうおそれのない量を定めようとするとき，第23条第1項に規定する輸入食品監視指導計画を定め，若しくは変更しようとするとき，第50条第1項に規定する基準を定めようとするとき，<u>又は第50条の2第1項若しくは第50条の3第1項の厚生労働省令を制定し，若しくは改廃しようとするとき</u>は，その趣旨，内容その他の必要な事項を公表し，広く国民の意見を求めるものとする。ただし，食品衛生上の危害の発生を防止するため緊急を要する場合で，あらかじめ広く国民の意見を求めるいとまがないときは，この限りでない。	**第64条** 厚生労働大臣は，第6条第2号ただし書（第62条第1項及び第2項において準用する場合を含む。）に規定する人の健康を損なうおそれがない場合を定めようとするとき，第7条第1項から第3項までの規定による販売の禁止をしようとし，若しくは同条第4項の規定による禁止の全部若しくは一部の解除をしようとするとき，<u>第9条第1項</u>の厚生労働省令を制定し，若しくは改廃しようとするとき，<u>第10条</u>に規定する人の健康を損なうおそれのない場合を定めようとするとき，<u>第11条第1項</u>（第62条第1項及び第2項において準用する場合を含む。）に規定する基準若しくは規格を定めようとするとき，<u>第11条第3項</u>に規定する人の健康を損なうおそれのないことが明らかである物質若しくは人の健康を損なうおそれのない量を定めようとするとき，第18条第1項（第62条第1項及び第3項において準用する場合を含む。）に規定する基準若しくは規格を定めようとするとき，<u>第23条第1項</u>に規定する輸入食品監視指導計画を定め，若しくは変更しようとするとき，又は第50条第1項に規定する基準を定めようとするときは，その趣旨，内容その他の必要な事項を公表し，広く国民の意見を求めるものとする。ただし，食品衛生上の危害の発生を防止するため緊急を要する場合で，あらかじめ広く国民の意見を求めるいとまがないときは，この限りでない。
②～④ （略）	②～④ （略）

【解説】

　本条第1項では厚生労働大臣が基準設定等を行う際の国民の意見聴取手続（いわゆるパブリックコメント）について定めていますが，今回の改正では，食品衛生上の危害の発生を防止する見地から特別の注意を必要とする成分等の指定，器具・容器包装のポジティブリスト制度に係る基準の設定，営業施設の一般衛生管理及びHACCPに沿った衛生管理に関する基準，器具・容器包装の製造施設の衛生管理等の基準を定める際にも，国民の意見聴取手続を行うことが追加されています。

●食品の輸出関係事務

新	旧
第65条の4　厚生労働大臣は，食品衛生に関する国際的な連携を確保するため，外国の政府機関から，輸出食品安全証明書（輸出する食品の安全性に関する証明書をいう。以下この条及び次条において同じ。）を厚生労働大臣が発行するよう求められている場合であつて，食品を輸出しようとする者から申請があつたときは，厚生労働省令で定めるところにより，輸出食品安全証明書を発行することができる。	（新設）
②　前項の規定により輸出食品安全証明書の発行を受けようとする者は，実費を勘案して政令で定める額の手数料を国に納付しなければならない。	
③　第1項に規定するもののほか，厚生労働大臣は，輸出する食品の安全性の証明のための手続の整備その他外国の政府機関に対する食品衛生に関する情報の提供のために必要な措置を講ずるものとする。	
第65条の5　都道府県知事等は，前条第1項の規定により厚生労働大臣が輸出食品安全証明書を発行する場合を除き，食品を輸出しようとする者から申請があつたときは，厚生労働省令で定めるところにより，輸出食品安全証明書を発行することができる。	（新設）
②　前項に規定するもののほか，都道府県知事等は，外国の政府機関に対する食品衛生に関する情報の提供のために必要な措置を講ずることができる。	

【解説】

日本の食品輸出額等は増加していますが，輸出に当たっては，輸出先国と協議した上で，衛生要件や手続を定め，都道府県等の衛生部局が，必要に応じて，施設の認定，衛生証明書の発行等の対応を行っているのが現状ですが，従来，都道府県等が行う輸出関連事務については，食品衛生法に具体的な根拠規定が存在しませんでした。

このため今回の改正では，第65条の4で厚生労働大臣による輸出食品安全証明書の発行等について規定するとともに，第65条の5では都道府県知事等の輸出食品安全証明書の発行について新たに規定されました。

●罰則

新	旧
第73条 次の各号のいずれかに該当する者は，これを1年以下の懲役又は100万円以下の罰金に処する。	**第73条** 次の各号のいずれかに該当する者は，これを1年以下の懲役又は100万円以下の罰金に処する。
一 <u>第10条第2項，第11条</u>，第18条第2項（第62条第1項及び第3項において準用する場合を含む。）<u>若しくは第3項</u>，第25条第1項（第62条第1項及び第3項において準用する場合を含む。），第26条第4項（第62条第1項において準用する場合を含む。）又は第58条第1項（第62条第1項において準用する場合を含む。）の規定に違反した者	一 <u>第9条第2項</u>，第18条第2項（第62条第1項及び第3項において準用する場合を含む。）<u>，</u>第25条第1項（第62条第1項及び第3項において準用する場合を含む。），第26条第4項（第62条第1項において準用する場合を含む。）又は第58条第1項（第62条第1項において準用する場合を含む。）の規定に違反した者
二 <u>第9条第1項</u>（第62条第1項において準用する場合を含む。）又は第17条第1項（第62条第1項及び第3項において準用する場合を含む。）の規定による禁止に違反した者	二 <u>第8条第1項</u>（第62条第1項において準用する場合を含む。）又は第17条第1項（第62条第1項及び第3項において準用する場合を含む。）の規定による禁止に違反した者
三～五 （略）	三～五 （略）

【解説】

食品輸入において，輸出国におけるHACCPに基づく衛生管理または政府機関の衛生証明書添付義務に違反した場合には，本条の規定に基づき，1年以下の懲役または100万円以下の罰金に処せられます。

2 食品衛生法の改正②

改正法の公布日（平成30年6月13日）から3年以内に施行

●営業施設の基準

新	旧
第54条 都道府県は，公衆衛生に与える影響が著しい営業（食鳥処理の事業を除く。）であつて，政令で定めるものの施設につき，厚生労働省令で定める基準を参酌して，条例で，公衆衛生の見地から必要な基準を定めなければならない。	**第51条** 都道府県は，飲食店営業その他公衆衛生に与える影響が著しい営業（食鳥処理の事業を除く。）であつて，政令で定めるものの施設につき，条例で，業種別に，公衆衛生の見地から必要な基準を定めなければならない。

【解説】

　HACCPに沿った衛生管理の制度化に伴い，国際的な基準に則して厚生労働省が全国統一的な基準を定めることとするとともに，営業許可対象事業者以外の事業者についても，都道府県等が把握できるようにする必要があります。

　また，食品衛生法上の営業許可については，昭和47年までに現行の34業種が順次定められた後，現在に至るまで見直しが行われてきませんでした。このため，食品事業者の状況変化等に伴い，法の規制と営業実態との間に乖離が生じているほか，許可の基準が都道府県等ごとにより異なる場合もあり，事業者の負担になっているとの指摘もありました。

　こうした点を踏まえて，今回の改正では，許可対象事業者以外の事業者を対象とする届出制度を創設するとともに，食中毒リスクの大きさや営業の実態に応じた分かりやすい仕組みにする観点から，営業許可の対象を見直すこととしています。

　本条においては，都道府県が条例で定める営業施設の基準について，厚生労働省令で定める基準を参酌することとする旨の改正が行われています。

　なお，本条で規定する政令で定める営業については，第55条で都道府県知事の許可を受けることが必要となりますが，政令で規定する許可業種の区分などについては食中毒リスク等に応じた見直しが行われる予定です。

●営業の届出

新	旧
第57条 営業（第54条に規定する営業，公衆衛生に与える影響が少ない営業で政令で定めるもの及び食鳥処理の事業を除く。）を営もうとする者は，厚生労働省令で定めるところにより，あらかじめ，その営業所の名称及び所在地その他厚生労働省令で定める事項を都道府県知事に届け出なければならない。 ② 前条の規定は，前項の規定による届出をした者について準用する。この場合において，同条第1項中「前条第1項の許可を受けた者」とあるのは「次条第1項の規定による届出をした者」と，「許可営業者」とあるのは「届出営業者」と，同条第2項中「許可営業者」とあるのは「届出営業者」と読み替えるものとする。	（新設）

【解説】

本条第1項では，営業に関する届出制度が定められています。届出対象の業種は，第55条の許可の対象となる業種以外の業種であって，HACCPに沿った衛生管理が必要となる，食品等の製造加工，調理，販売を行うものが想定されています。また例えば，常温で保存可能な食品のみの販売業のように，公衆衛生に与える影響が少ない営業は届出制の対象から除かれます。

本条第2項では，許可営業者の地位の承継の規定が，届出営業者についても準用される旨が規定されています。

〈図〉

公衆衛生への影響　大 → 小

公衆衛生に与える影響が著しい営業
飲食店や細菌に汚染されやすい食品の製造業など
→営業許可の対象

公衆衛生に影響を与える営業
温度管理など比較的高度な衛生管理が求められる営業
→営業届出の対象

公衆衛生に与える影響が少ない営業
細菌に汚染される可能性が低いなど，自主的な衛生管理をしていれば食品衛生上の問題が生じないと考えられる営業
→営業届出の対象外

●食品リコール情報の報告制度

新	旧
第58条 営業者が，次の各号のいずれかに該当する場合であつて，その採取し，製造し，輸入し，加工し，若しくは販売した食品若しくは添加物又はその製造し，輸入し，若しくは販売した器具若しくは容器包装を回収するとき（次条第1項又は第2項の規定による命令を受けて回収するとき，及び食品衛生上の危害が発生するおそれがない場合として厚生労働省令・内閣府令で定めるときを除く。）は，厚生労働省令・内閣府令で定めるところにより，遅滞なく，回収に着手した旨及び回収の状況を都道府県知事に届け出なければならない。 　一　第6条，第10条から第12条まで，第13条第2項若しくは第3項，第16条，第18条第2項若しくは第3項又は第20条の規定に違反し，又は違反するおそれがある場合 　二　第9条第1項又は第17条第1項の規定による禁止に違反し，又は違反するおそれがある場合 ②　都道府県知事は，前項の規定による届出があつたときは，厚生労働省令・内閣府令で定めるところにより，当該届出に係る事項を厚生労働大臣又は内閣総理大臣に報告しなければならない。	（新設）

【解説】

　異物が混入した食品が発見された場合などにおいて，食品等事業者が自主的に食品の回収等を行う場合がありますが，行政に対してその報告を求める仕組みは食品衛生法に規定されていません。

　今回の改正では，食品の安全情報を国民に適切に提供する観点から，食品等事業者自らが製造・輸入等を行った製品について自主回収を行うとした場合の情報を国が把握する仕組みを構築することとされています。

　本条第1項では，営業者が食品衛生法の諸規定に違反するおそれがある場合に，製造販売等を行った食品を自主回収するときは，都道府県知事等に遅滞なく届出をしなければならない旨が規定されています。

　また本条第2項では，営業者から都道府県知事等に第1項に基づく届出があった場合に，都道府県知事等から国（厚生労働省または消費者庁）に報告する旨が規定されています。

3 と畜場法の改正

●と畜場の衛生管理

新	旧
第6条 厚生労働大臣は，と畜場の衛生的な管理その他公衆衛生上必要な措置（次項において「公衆衛生上必要な措置」という。）について，厚生労働省令で，次に掲げる事項に関する基準を定めるものとする。 一 と畜場の内外の清潔保持，汚物の処理，ねずみ及び昆虫の駆除その他一般的な衛生管理に関すること。 二 食品衛生上の危害の発生を防止するために特に重要な工程を管理するための取組に関すること。 2 と畜場の設置者又は管理者は，前項の規定による基準に従い，厚生労働省令で定めるところにより公衆衛生上必要な措置を定め，これを遵守しなければならない。	**第6条** と畜場の設置者又は管理者は，と畜場の内外を常に清潔にし，汚物処理を十分に行い，ねずみ，昆虫等の発生の防止及び駆除に努め，厚生労働省令で定める基準に従い，と畜場を衛生的に管理し，その他公衆衛生上必要な措置を講じなければならない。

【解説】

本条は，と畜場の設置者または管理者がと畜場を衛生的に管理しなければならない旨を規定するものですが，今回の食品衛生法改正において，食品事業者についてHACCPに沿った衛生管理が制度化されたことに併せて，と畜場の設置者又は管理者についても，厚生労働省令で定める基準に従ってHACCPに基づく衛生管理を行わなければならないものとされています。

●と畜業者等の講ずべき衛生措置

新	旧
第9条 厚生労働大臣は,獣畜のとさつ又は解体の衛生的な管理その他公衆衛生上必要な措置(次項において「公衆衛生上必要な措置」という。)について,厚生労働省令で,次に掲げる事項に関する基準を定めるものとする。 　一　と畜場内の清潔保持,汚物の処理,ねずみ及び昆虫の駆除その他一般的な衛生管理に関すること。 　二　食品衛生上の危害の発生を防止するために特に重要な工程を管理するための取組に関すること。 2　と畜業者その他獣畜のとさつ又は解体を行う者(以下「と畜業者等」という。)は,前項の規定による基準に従い,厚生労働省令で定めるところにより公衆衛生上必要な措置を定め,これを遵守しなければならない。	**第9条** と畜業者その他獣畜のとさつ又は解体を行う者(以下「と畜業者等」という。)は,と畜場内において獣畜のとさつ又は解体を行う場合には,厚生労働省令で定める基準に従い,獣畜のとさつ又は解体を衛生的に管理し,その他公衆衛生上必要な措置を講じなければならない。

【解説】

　本条は,と畜業者等がとさつ・解体を衛生的に行わなければならない旨を規定するものですが,第6条と同様,この場合についても厚生労働省令で定める基準に従ってHACCPに基づく衛生管理を行わなければならないものとされています。

　なお,第6条と第9条の2つの規定が設けられているのは,と畜場の設置者とと畜業者とが別の主体である場合があるため,それぞれに衛生管理を求める必要があるためです。

4 食鳥処理の事業の規制及び食鳥検査に関する法律の改正

●衛生管理等の基準

新	旧
第11条 厚生労働大臣は，食鳥処理場の衛生的な管理，食鳥，食鳥とたい，食鳥中抜とたい及び食鳥肉等の衛生的な取扱いその他公衆衛生上必要な措置（次項において「公衆衛生上必要な措置」という。）について，厚生労働省令で，次に掲げる事項に関する基準を定めるものとする。 一 食鳥処理場の内外の清潔保持，ねずみ及び昆虫の駆除その他一般的な衛生管理に関すること。 二 食品衛生上の危害の発生を防止するために特に重要な工程を管理するための取組（第16条第1項の認定を受けた食鳥処理業者にあっては，その食鳥処理をする食鳥の羽数に応じた取組）に関すること。 2 食鳥処理業者は，前項の規定による基準に従い，厚生労働省令で定めるところにより公衆衛生上必要な措置を定め，これを遵守しなければならない。	**第11条** 食鳥処理業者は，厚生労働省令で定める基準に従い，食鳥処理場を衛生的に管理し，食鳥，食鳥とたい，食鳥中抜とたい及び食鳥肉等を衛生的に取り扱い，その他公衆衛生上必要な措置を講じなければならない。

【解説】

本条は，食鳥処理業者が食鳥処理場を衛生的に管理し，食鳥等を衛生的に取り扱わなければならない旨を規定するものですが，今回の食品衛生法改正において，食品事業者についてHACCPに沿った衛生管理が制度化されたことに併せて，食鳥処理業者についても，厚生労働省令で定める基準に従ってHACCPに基づく衛生管理を行わなければならないものとされています。なお，処理する羽数が一定規模以下として食鳥処理法第16条第1項の都道府県知事等の認定を受けた食鳥処理業者については，コーデックスHACCPに基づく基準をそのまま実施することが困難なケースも多いことから，HACCPの考え方を取り入れた衛生管理によることができることとされています。

5 食品衛生法等の一部を改正する法律附則

(平成30年6月13日法律第46号)抄

●施行期日

第1条　この法律は,公布の日〔平成30年6月13日〕から起算して2年を超えない範囲内において政令で定める日から施行する。ただし,次の各号に掲げる規定は,当該各号に定める日から施行する。

一　附則第11条及び第13条の規定　公布の日

二　第1条の規定(食品衛生法の食品衛生法目次及び題名の改正規定,同法第6章の章名の改正規定,同章中第22条の前に2条を加える改正規定,同法第22条第1項及び第2項,第24条第2項第3号並びに第58条第1項の改正規定並びに同法第60条の次に1条を加える改正規定に限る。)　公布の日から起算して1年を超えない範囲内において政令で定める日

三　第2条の規定,第3条中と畜場法第20条の改正規定並びに第4条中食鳥処理の事業の規制及び食鳥検査に関する法律第17条第1項第4号,第39条第2項及び第40条の改正規定並びに附則第8条〔中略〕の規定　公布の日から起算して3年を超えない範囲内において政令で定める日

【解説】

　本条は,今回の改正法の施行日を規定しています。今回の改正は多岐にわたる内容が盛り込まれており,国・地方公共団体,関係事業者における準備期間や国民への周知期間を考慮して,公布日(平成30年6月13日)から3年間で段階的に施行されます。

①公布日に施行
- 厚生労働省令の制定等に係る国民の意見聴取等に関する経過措置
- 必要な経過措置の政令委任に関する経過措置

②公布日から1年以内に施行
- 広域的な食中毒事案に対処するための広域連携協議会の設置など

③公布日から2年以内に施行
- HACCPに沿った衛生管理の制度化
- 特別の注意を要する成分等を含む食品による健康被害情報の届出制度の創設
- 食品用器具・容器包装に係るポジティブリスト制度の導入
- 食品等の輸入および輸出に関する事項

④公布日から3年以内に施行
- 営業許可制度の見直しおよび営業届出制度の創設
- 食品等の回収の届出

　なお,具体的な施行日は,別途,政令により定められます。

●食品等の輸入に関する経過措置

> **第2条** 第1条の規定(前条第2号に掲げる改正規定を除く。次条において同じ。)による改正後の食品衛生法(以下「新食品衛生法」という。)第11条第1項の規定については,この法律の施行の日(以下「施行日」という。)から起算して1年間は,適用しない。この場合において,同項に規定する厚生労働省令で定める食品又は添加物を販売(食品衛生法第5条に規定する販売をいう。附則第4条において同じ。)の用に供するために輸入する者は,同項に規定する厚生労働大臣が定める国若しくは地域又は施設において製造し,又は加工された食品(同法第4条第1項に規定する食品をいう。次条において同じ。)又は添加物(同法第4条第2項に規定する添加物をいう。)を輸入するよう努めなければならない。

【解説】

輸出国側でHACCPに基づく衛生管理が行われているものでなければ日本に輸入できないこととする措置については,施行日(公布日から2年以内で政令で定める日)から1年間は厳格に適用することとせず,努力目標とすることとされています(国内事業者におけるHACCPに沿った衛生管理の制度化の導入スケジュールと合わせるもの)。

●総合衛生管理製造過程の承認に関する経過措置

> **第3条** この法律の施行の際現に第1条の規定による改正前の食品衛生法(以下この条及び附則第5条において「旧食品衛生法」という。)第13条第1項の承認に係る同項に規定する総合衛生管理製造過程を経た食品の製造又は加工については,当該承認の有効期間(旧食品衛生法第14条第1項に規定する有効期間をいう。)の満了の日までは,なお従前の例による。この場合において,旧食品衛生法第13条第6項中「第11条第1項」とあるのは,「食品衛生法等の一部を改正する法律(平成30年法律第46号)第1条の規定による改正後の食品衛生法第13条第1項」と読み替えるものとする。

【解説】

現行の総合衛生管理製造過程の承認制度では,承認を受けた食品の製造・加工については,規格基準をクリアしているものとみなされていました。本条の規定により施行日前までに承認・更新の手続きが全て完了している場合は,経過措置規定により,その承認・更新の日から3年間は効力を有します。同制度の承認の効力を有する期間中は,地方厚生局による立入検査についても,保健所等による監視指導と併せて行われます。

●器具及び容器包装の規制に関する経過措置

> **第4条** この法律の施行の際現に販売され、販売の用に供するために製造され、若しくは輸入され、又は営業（食品衛生法第4条第7項に規定する営業をいう。）上使用されている器具（同条第4項に規定する器具をいう。）及び容器包装（同条第5項に規定する容器包装をいう。）については、新食品衛生法第18条第3項及び第50条の4（第2条の規定の施行の日（以下「第3号施行日」という。）以後にあっては、同条の規定による改正後の食品衛生法（以下「第3号新食品衛生法」という。）第53条）の規定は、適用しない。

【解説】

施行日の時点で、現に販売、製造、輸入または営業上使用されている食品用器具・容器包装については、今回のポジティブリスト制度を適用しないこととする経過措置が規定されています。この結果、改正前の規格基準で製造された、器具・容器包装が一定期間中は流通することとなりますが、耐用年数の経過等に応じて、順次、ポジティブリスト適合の器具・容器包装に切り替わっていくこととなります。

●公衆衛生上必要な措置に関する経過措置

> **第5条** 新食品衛生法第50条の2第2項（第3号施行日以後にあっては、第3号新食品衛生法第51条第2項）に規定する公衆衛生上必要な措置については、施行日から起算して1年間は、旧食品衛生法第50条第2項の規定により定められた基準によることとする。
>
> **第6条** 第3条の規定（附則第1条第3号に掲げる改正規定を除く。以下この項において同じ。）による改正後のと畜場法（次項及び附則第11条第1項第2号において「新と畜場法」という。）第6条第2項に規定する公衆衛生上必要な措置については、施行日から起算して1年間は、第3条の規定による改正前のと畜場法（次項において「旧と畜場法」という。）第6条の規定により定められた基準によることとする。
>
> ② 新と畜場法第9条第2項に規定する公衆衛生上必要な措置については、施行日から起算して1年間は、旧と畜場法第9条の規定により定められた基準によることとする。
>
> **第7条** 第4条の規定（附則第1条第3号に掲げる改正規定を除く。以下この条において同じ。）による改正後の食鳥処理の事業の規制及び食鳥検査に関する法律（附則第11条第1項第3号において「新食鳥処理法」という。）第11条第2項に規定する公衆衛生上必要な措置については、施行日から起算して1年間は、第4条の規定による改正前の食鳥処理の事業の規制及び食鳥検査に関する法律第11条の規定により定められた基準によることとする。

【解説】

HACCPに沿った衛生管理については、公布日から2年以内に施行されますが、本条では、その施行後もさらに1年間は猶予期間として、改正前の基準を適用する旨が規定されています。したがって、HACCPに沿った衛生管理については、事業者の側で実質的に公布日から約3年間のうちに対応することが求められることになります。

●営業の届出に関する経過措置

> **第8条** 第2条の規定の施行の際現に第3号新食品衛生法第57条第1項の規定による届出をしなければならない営業（同項に規定する営業をいう。次条において同じ。）を営んでいる者は，同項の規定にかかわらず，第3号施行日から起算して6月を経過する日までに，同項の規定による届出をしなければならない。

【解説】

営業の届出制度は公布日から3年以内に施行されますが，その際，既に営業を行っている営業者については，施行日から6ヶ月以内に届出をすれば良いこととする経過措置が規定されています。

●施行前の準備

> **第9条** 営業を営もうとする者は，第3号施行日前においても，第3号新食品衛生法第57条第1項の規定の例により，都道府県知事（地域保健法（昭和22年法律第101号）第5条第1項の政令で定める市又は特別区にあっては，市長又は区長）に届出をすることができる。この場合において，当該届出をした者は，第3号施行日において第3号新食品衛生法第57条第1項の規定による届出をしたものとみなす。

【解説】

営業の届出制度は公布日から3年以内に施行されますが，当該施行日よりも前に届出制度の対象となる営業を始めようとする営業者は，当該施行日前であっても，届出をすることができることとし，その届出の効果は施行日から生じることとする経過措置が規定されています。

この経過措置は公布日から2年以内に施行されますので，それ以降，届出制度の施行日よりも前であっても，本条の規定により届出を提出することが可能になります。

●処分，手続等に関する経過措置

> **第10条** この法律（附則第1条第3号に掲げる規定にあっては，当該規定。附則第12条において同じ。）の施行前に改正前のそれぞれの法律（これらに基づく命令を含む。以下この条において同じ。）の規定によってした処分，手続その他の行為であって，改正後のそれぞれの法律の規定に相当の規定があるものは，この附則に別段の定めがあるものを除き，改正後のそれぞれの法律の相当の規定によってした処分，手続その他の行為とみなす。

【解説】

　法律改正によって処分や手続等を改めてやり直す必要はないことから，改正前の食品衛生法等に基づく行政処分や手続等については，改正後の法律に基づく相当の行政処分等とみなすこととする経過措置が規定されています。

　例えば，改正法の施行日前に，食品衛生法第56条の規定に基づき営業停止の処分を受け，当該営業停止期間中の営業者については，改正法の施行日以後は改正後の食品衛生法第59条の規定による営業停止処分を受けているものとみなされることになります。

●国民の意見の聴取等

> **第11条**　厚生労働大臣は，施行日前においても，次に掲げる場合には，その趣旨，内容その他の必要な事項を公表し，広く国民の意見を求め，又は食品安全委員会の意見を聴くことができる。
> 一　新食品衛生法第50条の2第1項又は第50条の3第1項の厚生労働省令を定めようとするとき。
> 二　新と畜場法第6条第1項又は第9条第1項の厚生労働省令を定めようとするとき。
> 三　新食鳥処理法第11条第1項の厚生労働省令を定めようとするとき。
> ②　厚生労働大臣は，施行日前においても，新食品衛生法第8条第1項の規定により同項に規定する指定成分等を指定しようとするとき，又は新食品衛生法第18条第3項ただし書に規定する人の健康を損なうおそれのない量を定めようとするときは，その趣旨，内容その他の必要な事項を公表し，広く国民の意見を求め，又は食品安全委員会若しくは薬事・食品衛生審議会の意見を聴くことができる。
> ③　厚生労働大臣は，第3号施行日前においても，第3号新食品衛生法第54条の厚生労働省令を定めようとするときは，その趣旨，内容その他の必要な事項を公表し，又は広く国民の意見を求めることができる。

【解説】

　食品衛生法等に基づく規格基準等を定める場合には，事前に国民の意見聴取手続（いわゆるパブリックコメント）や薬事・食品衛生審議会や食品安全委員会の意見聴取手続がとられることとされていますが，今回の改正によって新たに定められる諸基準の設定に当たっても国民の意見聴取等の手続が行われます。

　本条第1項では，HACCPに沿った衛生管理の制度化に伴う公衆衛生上必要な措置に関する基準の設定，第2項では特別の注意を要する成分等に係る厚生労働大臣の指定，第3項では営業施設の基準の設定について，それぞれの制度の施行日前であっても国民の意見聴取等の手続を行うことができることとする経過措置が規定されています。

●罰則に関する経過措置

> **第12条**　この法律の施行前にした行為及び附則第5条から第7条までに規定する場合におけるこの法律の施行後にした行為に対する罰則の適用については，なお従前の例による。

【解説】

　改正法の施行前の法違反行為に対しては，改正前の法規定に従って罰則が適用されることとする経過措置が規定されています。

　また，HACCPに沿った衛生管理については，附則第5条から第7条において施行後1年間は新制度の適用が猶予されていますが，この猶予期間中は改正前の基準に基づいて罰則が適用されることとされています。

●政令への委任

> **第13条**　附則第2条から前条までに規定するもののほか，この法律の施行に伴い必要な経過措置（罰則に関する経過措置を含む。）は，政令で定める。

【解説】

　改正法の施行に伴って必要な経過措置を政令で定めることができる旨規定されています。

●検討

> **第14条**　政府は，この法律の施行後5年を目途として，この法律による改正後のそれぞれの法律の規定について，その施行の状況等を勘案しつつ検討を加え，必要があると認めるときは，その結果に基づいて必要な措置を講ずるものとする。

【解説】

　今回の法改正の検討に際して開催された「食品衛生法改正懇談会」の報告書においては，「食品衛生規制については，時代や国民のニーズの変化等に対応できるよう，制度改正の施行の数年後を目途として，その実施状況等を踏まえ検討を行うなどの定期的な検討も含めて，時宜に応じた点検・検討を行うことが必要である」とされています。

　こうした指摘も踏まえ，本条では，改正法の施行後5年を目途に，今回の改正の施行状況等についての検証，検討を行い，その結果に基づいて，制度の見直しなどの必要な措置を講ずるものとする旨が規定されています。

資料編

- 食品衛生法（改正後全文）／55
- 食品衛生法等の一部を改正する法律案に対する附帯決議／84
- 食品衛生法改正懇談会取りまとめ／86
- 食品衛生管理の国際標準化に関する検討会最終とりまとめ／104
- 食品用器具及び容器包装の規制に関する検討会取りまとめ／122
- Q＆A／133
- 参考資料／137

●食品衛生法（改正後全文）

［昭和22年12月24日　法律第233号］

最終改正　平成30年6月13日法律第46号（公布の日から起算して3年以内に政令で定める日から施行分まで）

注1　公布の日から起算して1年以内に政令で定める日施行分については条文の該当箇所に＿＿を，2年以内に定める日施行分については条文の該当箇所に＿＿を付した。

注2　公布の日から起算して3年以内に政令で定める日施行分については，改正後の条文を◻◻で囲み，該当箇所に＿＿を付した。

食品衛生法
目次
　第1章　総則（第1条―第4条）
　第2章　食品及び添加物（第5条―第14条）
　第3章　器具及び容器包装（第15条―第18条）
　第4章　表示及広告（第19条・第20条）
　第5章　食品添加物公定書（第21条）
　第6章　監視指導（第21条の2―第24条）
　第7章　検査（第25条―第30条）
　第8章　登録検査機関（第31条―第47条）
　第9章　営業（第48条―第56条）
　第10章　雑則（第57条―第70条）
　第11章　罰則（第71条―第79条）
　附則
　　第9章　営業（第48条―第61条）
　　第10章　雑則（第62条―第80条）
　　第11章　罰則（第81条―第89条）

第1章　総則

第1条　この法律は，食品の安全性の確保のために公衆衛生の見地から必要な規制その他の措置を講ずることにより，飲食に起因する衛生上の危害の発生を防止し，もつて国民の健康の保護を図ることを目的とする。

第2条　国，都道府県，地域保健法（昭和22年法律第101号）第5条第1項の規定に基づく政令で定める市（以下「保健所を設置する市」という。）及び特別区は，教育活動及び広報活動を通じた食品衛生に関する正しい知識の普及，食品衛生に関する情報の収集，整理，分析及び提供，食品衛生に関する研究の推進，食品衛生に関する検査の能力の向上並びに食品衛生の向上にかかわる人材の養成及び資質の向上を図るために必要な措置を講じなければならない。

②　国，都道府県，保健所を設置する市及び特別区は，食品衛生に関する施策が総合的かつ迅速に実施されるよう，相互に連携を図らなければならない。

③　国は，食品衛生に関する情報の収集，整理，分析及び提供並びに研究並びに輸入される食品，添加物，器具及び容器包装についての食品衛生に関する検査の実施を図るための体制を整備し，国際的な連携を確保するために必要な措置を講ずるとともに，都道府県，保健所を設置する市及び特別区（以下「都道府県等」という。）に対し前2項の責務が十分に果たされるように必要な技術的援助を与えるものとする。

第3条　食品等事業者（食品若しくは添加物を採取し，製造し，輸入し，加工し，調理し，貯蔵し，運搬し，若しくは販売すること若しくは器具若しくは容器包装を製造し，輸入し，若しくは販売することを営む人若しくは法人又は学校，病院その他の施設において継続的に不特定若しくは多数の者に食品を供与する人若しくは法人をいう。以下同じ。）は，その採

取し，製造し，輸入し，加工し，調理し，貯蔵し，運搬し，販売し，不特定若しくは多数の者に授与し，又は営業上使用する食品，添加物，器具又は容器包装（以下「販売食品等」という。）について，自らの責任においてそれらの安全性を確保するため，販売食品等の安全性の確保に係る知識及び技術の習得，販売食品等の原材料の安全性の確保，販売食品等の自主検査の実施その他の必要な措置を講ずるよう努めなければならない。

② 食品等事業者は，販売食品等に起因する食品衛生上の危害の発生の防止に必要な限度において，当該食品等事業者に対して販売食品等又はその原材料の販売を行つた者の名称その他必要な情報に関する記録を作成し，これを保存するよう努めなければならない。

③ 食品等事業者は，販売食品等に起因する食品衛生上の危害の発生を防止するため，前項に規定する記録の国，都道府県等への提供，食品衛生上の危害の原因となつた販売食品等の廃棄その他の必要な措置を適確かつ迅速に講ずるよう努めなければならない。

第4条 この法律で食品とは，全ての飲食物をいう。ただし，医薬品，医療機器等の品質，有効性及び安全性の確保等に関する法律（昭和35年法律第145号）に規定する医薬品，医薬部外品及び再生医療等製品は，これを含まない。

② この法律で添加物とは，食品の製造の過程において又は食品の加工若しくは保存の目的で，食品に添加，混和，浸潤その他の方法によつて使用する物をいう。

③ この法律で天然香料とは，動植物から得られた物又はその混合物で，食品の着香の目的で使用される添加物をいう。

④ この法律で器具とは，飲食器，割ぽう具その他食品又は添加物の採取，製造，加工，調理，貯蔵，運搬，陳列，授受又は摂取の用に供され，かつ，食品又は添加物に直接接触する機械，器具その他の物をいう。ただし，農業及び水産業における食品の採取の用に供される機械，器具その他の物は，これを含まない。

⑤ この法律で容器包装とは，食品又は添加物を入れ，又は包んでいる物で，食品又は添加物を授受する場合そのままで引き渡すものをいう。

⑥ この法律で食品衛生とは，食品，添加物，器具及び容器包装を対象とする飲食に関する衛生をいう。

⑦ この法律で営業とは，業として，食品若しくは添加物を採取し，製造し，輸入し，加工し，調理し，貯蔵し，運搬し，若しくは販売すること又は器具若しくは容器包装を製造し，輸入し，若しくは販売することをいう。ただし，農業及び水産業における食品の採取業は，これを含まない。

⑧ この法律で営業者とは，営業を営む人又は法人をいう。

⑨ この法律で登録検査機関とは，第33条第1項の規定により厚生労働大臣の登録を受けた法人をいう。

第2章　食品及び添加物

第5条 販売（不特定又は多数の者に対する販売以外の授与を含む。以下同じ。）の用に供する食品又は添加物の採取，製造，加工，使用，調理，貯蔵，運搬，陳列及び授受は，清潔で衛生的に行われなければならない。

第6条 次に掲げる食品又は添加物は，これを販売し（不特定又は多数の者に授与する販売以外の場合を含む。以下同じ。），又は販売の用に供するために，採取し，製造し，輸入し，加工し，使用し，調理し，貯蔵し，若しくは陳列してはならない。

一　腐敗し，若しくは変敗したもの又は未熟であるもの。ただし，一般に人の健康を損なうおそれがなく飲食に適すると認められているものは，この限りでない。

二　有毒な，若しくは有害な物質が含まれ，若しくは付着し，又はこれらの疑いがあるもの。ただし，人の健康を損なうおそれがない場合として厚生労働大臣が定める場合においては，この限りでない。

三　病原微生物により汚染され，又はその疑いがあり，人の健康を損なうおそれがあるもの。

四　不潔，異物の混入又は添加その他の事由により，人の健康を損なうおそれがあるもの。

第7条　厚生労働大臣は，一般に飲食に供されることがなかつた物であつて人の健康を損なうおそれがない旨の確証がないもの又はこれを含む物が新たに食品として販売され，又は販売されることとなつた場合において，食品衛生上の危害の発生を防止するため必要があると認めるときは，薬事・食品衛生審議会の意見を聴いて，それらの物を食品として販売することを禁止することができる。

②　厚生労働大臣は，一般に食品として飲食に供されている物であつて当該物の通常の方法と著しく異なる方法により飲食に供されているものについて，人の健康を損なうおそれがない旨の確証がなく，食品衛生上の危害の発生を防止するため必要があると認めるときは，薬事・食品衛生審議会の意見を聴いて，その物を食品として販売することを禁止することができる。

③　厚生労働大臣は，食品によるものと疑われる人の健康に係る重大な被害が生じた場合において，当該被害の態様からみて当該食品に当該被害を生ずるおそれのある一般に飲食に供されることがなかつた物が含まれていることが疑われる場合において，食品衛生上の危害の発生を防止するため必要があると認めるときは，薬事・食品衛生審議会の意見を聴いて，その食品を販売することを禁止することができる。

④　厚生労働大臣は，前3項の規定による販売の禁止をした場合において，厚生労働省令で定めるところにより，当該禁止に関し利害関係を有する者の申請に基づき，又は必要に応じ，当該禁止に係る物又は食品に起因する食品衛生上の危害が発生するおそれがないと認めるときは，薬事・食品衛生審議会の意見を聴いて，当該禁止の全部又は一部を解除するものとする。

⑤　厚生労働大臣は，第1項から第3項までの規定による販売の禁止をしたとき，又は前項の規定による禁止の全部若しくは一部の解除をしたときは，官報で告示するものとする。

第8条　食品衛生上の危害の発生を防止する見地から特別の注意を必要とする成分又は物であつて，厚生労働大臣が薬事・食品衛生審議会の意見を聴いて指定したもの（第3項及び第64条第1項において「指定成分等」という。）を含む食品（以下この項において「指定成分等含有食品」という。）を取り扱う営業者は，その取り扱う指定成分等含有食品が人の健康に被害を生じ，又は生じさせるおそれがある旨の情報を得た場合は，当該情報を，厚生労働省令で定めるところにより，遅滞なく，都道府県知事，保健所を設置する市の市長又は特別区の区長（以下「都道府県知事等」という。）に届け出なければならない。

②　都道府県知事等は，前項の規定による届出があつたときは，当該届出に係る事項を厚生労働大臣に報告しなければならない。

③　医師，歯科医師，薬剤師その他の関係者は，指定成分等の摂取によるものと疑われる人の健康に係る被害の把握に努めるとともに，都道府県知事等が，食品衛生上の危害の発生を防止するため指定成分等の摂取によるものと疑われる人の健康に係る被害に関する調査を行う場合において，当該調査に関し必要な協力を要請されたときは，当該要請に応じ，当該被害に関する情報の提供その他必要な協力をするよう努めなければならない。

第8条　食品衛生上の危害の発生を防止する見地から特別の注意を必要とする成分又は物であつて，厚生労働大臣が薬事・食品衛生審議会の意見を聴いて指定したもの（第3項及び第70条第1項において「指定成分等」という。）を含む食品（以下この項において「指定成分等含有食品」という。）を取り扱う営業者は，その取り扱う指定成分等含有食品が人の健康に被害を生じ，又は生じさせるおそれがある旨の情報を得た場合は，当該情報を，厚生労働省令で定めるところにより，遅滞なく，都道府県知事，保健所を設置する市の市長又は特別区の区長（以下「都道府県知事等」という。）に届け出なければならない。

②・③　（略）

第9条 厚生労働大臣は，特定の国若しくは地域において採取され，製造され，加工され，調理され，若しくは貯蔵され，又は特定の者により採取され，製造され，加工され，調理され，若しくは貯蔵される特定の食品又は添加物について，第26条第1項から第3項まで又は第28条第1項の規定による検査の結果次に掲げる食品又は添加物に該当するものが相当数発見されたこと，生産地における食品衛生上の管理の状況その他の厚生労働省令で定める事由からみて次に掲げる食品又は添加物に該当するものが相当程度含まれるおそれがあると認められる場合において，人の健康を損なうおそれの程度その他の厚生労働省令で定める事項を勘案して，当該特定の食品又は添加物に起因する食品衛生上の危害の発生を防止するため特に必要があると認めるときは，薬事・食品衛生審議会の意見を聴いて，当該特定の食品又は添加物を販売し，又は販売の用に供するために，採取し，製造し，輸入し，加工し，使用し，若しくは調理することを禁止することができる。

一　第6条各号に掲げる食品又は添加物
二　第12条に規定する食品
三　第13条第1項の規定により定められた規格に合わない食品又は添加物
四　第13条第1項の規定により定められた基準に合わない方法により添加物を使用した食品
五　第13条第3項に規定する食品

② 厚生労働大臣は，前項の規定による禁止をしようとするときは，あらかじめ，関係行政機関の長に協議しなければならない。

③ 厚生労働大臣は，第1項の規定による禁止をした場合において，当該禁止に関し利害関係を有する者の申請に基づき，又は必要に応じ，厚生労働省令で定めるところにより，当該禁止に係る特定の食品又は添加物に起因する食品衛生上の危害が発生するおそれがないと認めるときは，薬事・食品衛生審議会の意見を聴いて，当該禁止の全部又は一部を解除するものとする。

④ 厚生労働大臣は，第1項の規定による禁止をしたとき，又は前項の規定による禁止の全部若しくは一部の解除をしたときは，官報で告示するものとする。

第10条　第1号若しくは第3号に掲げる疾病にかかり，若しくはその疑いがあり，第1号若しくは第3号に掲げる異常があり，又はへい死した獣畜（と畜場法（昭和28年法律第114号）第3条第1項に規定する獣畜及び厚生労働省令で定めるその他の物をいう。以下同じ。）の肉，骨，乳，臓器及び血液又は第2号若しくは第3号に掲げる疾病にかかり，若しくはその疑いがあり，第2号若しくは第3号に掲げる異常があり，又はへい死した家きん（食鳥処理の事業の規制及び食鳥検査に関する法律（平成2年法律第70号）第2条第1号に規定する食鳥及び厚生労働省令で定めるその他の物をいう。以下同じ。）の肉，骨及び臓器は，厚生労働省令で定める場合を除き，これを食品として販売し，又は食品として販売の用に供するために，採取し，加工し，使用し，調理し，貯蔵し，若しくは陳列してはならない。ただし，へい死した獣畜又は家きんの肉，骨及び臓器であつて，当該職員が，人の健康を損なうおそれがなく飲食に適すると認めたものは，この限りでない。

一　と畜場法第14条第6項各号に掲げる疾病又は異常
二　食鳥処理の事業の規制及び食鳥検査に関する法律第15条第4項各号に掲げる疾病又は異常
三　前2号に掲げる疾病又は異常以外の疾病又は異常であつて厚生労働省令で定めるもの

② 獣畜の肉，乳及び臓器並びに家きんの肉及び臓器並びに厚生労働省令で定めるこれらの製品（以下この項において「獣畜の肉等」という。）は，輸出国の政府機関によつて発行され，かつ，前項各号に掲げる疾病にかかり，若しくはその疑いがあり，同項各号に掲げる異常があり，又はへい死した獣畜の肉，乳若しくは臓器若しくは家きんの肉若しくは臓器又はこれらの製品でない旨その他厚生労働省令で定める事項（以下この項において「衛生事項」という。）を記載し

た証明書又はその写しを添付したものでなければ，これを食品として販売の用に供するために輸入してはならない。ただし，厚生労働省令で定める国から輸入する獣畜の肉等であつて，当該獣畜の肉等に係る衛生事項が当該国の政府機関から電気通信回線を通じて，厚生労働省の使用に係る電子計算機（入出力装置を含む。）に送信され，当該電子計算機に備えられたファイルに記録されたものについては，この限りでない。

第11条 食品衛生上の危害の発生を防止するために特に重要な工程を管理するための措置が講じられていることが必要なものとして厚生労働省令で定める食品又は添加物は，当該措置が講じられていることが確実であるものとして厚生労働大臣が定める国若しくは地域又は施設において製造し，又は加工されたものでなければ，これを販売の用に供するために輸入してはならない。

② 第6条各号に掲げる食品又は添加物のいずれにも該当しないことその他厚生労働省令で定める事項を確認するために生産地における食品衛生上の管理の状況の証明が必要であるものとして厚生労働省令で定める食品又は添加物は，輸出国の政府機関によつて発行され，かつ，当該事項を記載した証明書又はその写しを添付したものでなければ，これを販売の用に供するために輸入してはならない。

第12条 人の健康を損なうおそれのない場合として厚生労働大臣が薬事・食品衛生審議会の意見を聴いて定める場合を除いては，添加物（天然香料及び一般に食品として飲食に供されている物であつて添加物として使用されるものを除く。）並びにこれを含む製剤及び食品は，これを販売し，又は販売の用に供するために，製造し，輸入し，加工し，使用し，貯蔵し，若しくは陳列してはならない。

第13条 厚生労働大臣は，公衆衛生の見地から，薬事・食品衛生審議会の意見を聴いて，販売の用に供する食品若しくは添加物の製造，加工，使用，調理若しくは保存の方法につき基準を定め，又は販売の用に供する食品若しくは添加物の成分につき規格を定めることができる。

② 前項の規定により基準又は規格が定められたときは，その基準に合わない方法により食品若しくは添加物を製造し，加工し，使用し，調理し，若しくは保存し，その基準に合わない方法による食品若しくは添加物を販売し，若しくは輸入し，又はその規格に合わない食品若しくは添加物を製造し，輸入し，加工し，使用し，調理し，保存し，若しくは販売してはならない。

③ 農薬（農薬取締法（昭和23年法律第82号）第1条の2第1項に規定する農薬をいう。次条において同じ。），飼料の安全性の確保及び品質の改善に関する法律（昭和28年法律第35号）第2条第3項の規定に基づく農林水産省令で定める用途に供することを目的として飼料（同条第2項に規定する飼料をいう。）に添加，混和，浸潤その他の方法によつて用いられる物及び医薬品，医療機器等の品質，有効性及び安全性の確保等に関する法律第2条第1項に規定する医薬品であつて動物のために使用されることが目的とされているものの成分である物質（その物質が化学的に変化して生成した物質を含み，人の健康を損なうおそれのないことが明らかであるものとして厚生労働大臣が定める物質を除く。）が，人の健康を損なうおそれのない量として厚生労働大臣が薬事・食品衛生審議会の意見を聴いて定める量を超えて残留する食品は，これを販売の用に供するために製造し，輸入し，加工し，使用し，調理し，保存し，又は販売してはならない。ただし，当該物質の当該食品に残留する量の限度について第1項の食品の成分に係る規格が定められている場合については，この限りでない。

第14条 厚生労働大臣は，前条第1項の食品の成分に係る規格として，食品に残留する農薬，飼料の安全性の確保及び品質の改善に関する法律第2条第3項に規定する飼料添加物又は医薬品，医療機器等の品質，有効性及び安全性の確保等に関する法律第2条第1項に規定する医薬品であつて専ら動物のために使用される

ことが目的とされているもの（以下この条において「農薬等」という。）の成分である物質（その物質が化学的に変化して生成した物質を含む。）の量の限度を定めるとき，同法第2条第9項に規定する再生医療等製品であつて専ら動物のために使用されることが目的とされているもの（以下この条において「動物用再生医療等製品」という。）が使用された対象動物（同法第83条第1項の規定により読み替えられた同法第14条第2項第3号ロに規定する対象動物をいう。）の肉，乳その他の生産物について食用に供することができる範囲を定めるときその他必要があると認めるときは，農林水産大臣に対し，農薬等の成分又は動物用再生医療等製品の構成細胞，導入遺伝子その他厚生労働省令で定めるものに関する資料の提供その他必要な協力を求めることができる。

第3章　器具及び容器包装

第15条　営業上使用する器具及び容器包装は，清潔で衛生的でなければならない。

第16条　有毒な，若しくは有害な物質が含まれ，若しくは付着して人の健康を損なうおそれがある器具若しくは容器包装又は食品若しくは添加物に接触してこれらに有害な影響を与えることにより人の健康を損なうおそれがある器具若しくは容器包装は，これを販売し，販売の用に供するために製造し，若しくは輸入し，又は営業上使用してはならない。

第17条　厚生労働大臣は，特定の国若しくは地域において製造され，又は特定の者により製造される特定の器具又は容器包装について，第26条第1項から第3項まで又は第28条第1項の規定による検査の結果次に掲げる器具又は容器包装に該当するものが相当数発見されたこと，製造地における食品衛生上の管理の状況その他の厚生労働省令で定める事由からみて次に掲げる器具又は容器包装に該当するものが相当程度含まれるおそれがあると認められる場合において，人の健康を損なうおそれの程度その他の厚生労働省令で定める事項を勘案して，当該特定の器具又は容器包装に起因する食品衛生上の危害の発生を防止するため特に必要があると認めるときは，薬事・食品衛生審議会の意見を聴いて，当該特定の器具又は容器包装を販売し，販売の用に供するために製造し，若しくは輸入し，又は営業上使用することを禁止することができる。

　一　前条に規定する器具又は容器包装
　二　次条第1項の規定により定められた規格に合わない器具又は容器包装
　三　次条第3項の規定に違反する器具又は容器包装

② 厚生労働大臣は，前項の規定による禁止をしようとするときは，あらかじめ，関係行政機関の長に協議しなければならない。

③ 第9条第3項及び第4項の規定は，第1項の規定による禁止が行われた場合について準用する。この場合において，同条第3項中「食品又は添加物」とあるのは，「器具又は容器包装」と読み替えるものとする。

第18条　厚生労働大臣は，公衆衛生の見地から，薬事・食品衛生審議会の意見を聴いて，販売の用に供し，若しくは営業上使用する器具若しくは容器包装若しくはこれらの原材料につき規格を定め，又はこれらの製造方法につき基準を定めることができる。

② 前項の規定により規格又は基準が定められたときは，その規格に合わない器具若しくは容器包装を販売し，販売の用に供するために製造し，若しくは輸入し，若しくは営業上使用し，その規格に合わない原材料を使用し，又はその基準に合わない方法により器具若しくは容器包装を製造してはならない。

③ 器具又は容器包装には，成分の食品への溶出又は浸出による公衆衛生に与える影響を考慮して政令で定める材質の原材料であつて，これに含まれる物質（その物質が化学的に変化して生成した物質を除く。）について，当該原材料を使用して製造される器具若しくは容器包装に含有されることが許容される量又は当該原材料を使用して製造される器具若しくは容器包装から溶出し，若しくは浸出して食品に混和すること

が許容される量が第1項の規格に定められていないものは，使用してはならない。ただし，当該物質が人の健康を損なうおそれのない量として厚生労働大臣が薬事・食品衛生審議会の意見を聴いて定める量を超えて溶出し，又は浸出して食品に混和するおそれがないように器具又は容器包装が加工されている場合（当該物質が器具又は容器包装の食品に接触する部分に使用される場合を除く。）については，この限りでない。

第4章　表示及び広告

第19条　内閣総理大臣は，一般消費者に対する器具又は容器包装に関する公衆衛生上必要な情報の正確な伝達の見地から，消費者委員会の意見を聴いて，前条第1項の規定により規格又は基準が定められた器具又は容器包装に関する表示につき，必要な基準を定めることができる。

② 　前項の規定により表示につき基準が定められた器具又は容器包装は，その基準に合う表示がなければ，これを販売し，販売の用に供するために陳列し，又は営業上使用してはならない。

③ 　販売の用に供する食品及び添加物に関する表示の基準については，食品表示法（平成25年法律第70号）で定めるところによる。

第20条　食品，添加物，器具又は容器包装に関しては，公衆衛生に危害を及ぼすおそれがある虚偽の又は誇大な表示又は広告をしてはならない。

第5章　食品添加物公定書

第21条　厚生労働大臣及び内閣総理大臣は，食品添加物公定書を作成し，第13条第1項の規定により基準又は規格が定められた添加物及び食品表示法第4条第1項の規定により基準が定められた添加物につき当該基準及び規格を収載するものとする。

第6章　監視指導

第21条の2　国及び都道府県等は，食品，添加物，器具又は容器包装に起因する中毒患者又はその疑いのある者（以下「食中毒患者等」という。）の広域にわたる発生又はその拡大を防止し，及び広域にわたり流通する食品，添加物，器具又は容器包装に関してこの法律又はこの法律に基づく命令若しくは処分に係る違反を防止するため，その行う食品衛生に関する監視又は指導（以下「監視指導」という。）が総合的かつ迅速に実施されるよう，相互に連携を図りながら協力しなければならない。

第21条の3　厚生労働大臣は，監視指導の実施に当たつての連携協力体制の整備を図るため，厚生労働省令で定めるところにより，国，都道府県等その他関係機関により構成される広域連携協議会（以下この条及び第60条の2において「協議会」という。）を設けることができる。

② 　協議会は，必要があると認めるときは，当該協議会の構成員以外の都道府県等その他協議会が必要と認める者をその構成員として加えることができる。

③ 　協議会において協議が調つた事項については，協議会の構成員は，その協議の結果を尊重しなければならない。

④ 　前3項に定めるもののほか，協議会の運営に関し必要な事項は，協議会が定める。

> **第21条の3**　厚生労働大臣は，監視指導の実施に当たつての連携協力体制の整備を図るため，厚生労働省令で定めるところにより，国，都道府県等その他関係機関により構成される広域連携協議会（以下この条及び第66条において「協議会」という。）を設けることができる。
> ②～④　（略）

第22条　厚生労働大臣及び内閣総理大臣は，国及び都道府県等が行う監視指導の実施に関する指針（以下「指針」という。）を定めるものとする。

② 　指針は，次に掲げる事項について定めるものとする。

一　監視指導の実施に関する基本的な方向

二　重点的に監視指導を実施すべき項目に関する事項

三　監視指導の実施体制に関する事項

四　監視指導の実施に当たつての国，都道府県等その他関係機関相互の連携協力の確保に関

する事項
　五　その他監視指導の実施に関する重要事項
③　厚生労働大臣及び内閣総理大臣は，指針を定め，又はこれを変更したときは，遅滞なく，これを公表するとともに，都道府県知事等に通知しなければならない。

第23条　厚生労働大臣は，指針に基づき，毎年度，翌年度の食品，添加物，器具及び容器包装の輸入について国が行う監視指導の実施に関する計画（以下「輸入食品監視指導計画」という。）を定めるものとする。
②　輸入食品監視指導計画は，次に掲げる事項について定めるものとする。
　一　生産地の事情その他の事情からみて重点的に監視指導を実施すべき項目に関する事項
　二　輸入を行う営業者に対する自主的な衛生管理の実施に係る指導に関する事項
　三　その他監視指導の実施のために必要な事項
③　厚生労働大臣は，輸入食品監視指導計画を定め，又はこれを変更したときは，遅滞なく，これを公表するものとする。
④　厚生労働大臣は，輸入食品監視指導計画の実施の状況について，公表するものとする。

第24条　都道府県知事等は，指針に基づき，毎年度，翌年度の当該都道府県等が行う監視指導の実施に関する計画（以下「都道府県等食品衛生監視指導計画」という。）を定めなければならない。
②　都道府県等食品衛生監視指導計画は，次に掲げる事項について定めるものとする。
　一　重点的に監視指導を実施すべき項目に関する事項
　二　食品等事業者に対する自主的な衛生管理の実施に係る指導に関する事項
　三　<u>監視指導の実施に当たつての国，他の都道府県等その他関係機関との連携協力の確保に関する事項</u>
　四　その他監視指導の実施のために必要な事項
③　都道府県等食品衛生監視指導計画は，当該都道府県等の区域における食品等事業者の施設の設置の状況，食品衛生上の危害の発生の状況その他の地域の実情を勘案して定められなければならない。
④　都道府県知事等は，都道府県等食品衛生監視指導計画を定め，又はこれを変更したときは，遅滞なく，これを公表するとともに，厚生労働省令・内閣府令で定めるところにより，厚生労働大臣及び内閣総理大臣に報告しなければならない。
⑤　都道府県知事等は，都道府県等食品衛生監視指導計画の実施の状況について，厚生労働省令・内閣府令で定めるところにより，公表しなければならない。

第7章　検査

第25条　<u>第13条</u>第1項の規定により規格が定められた食品若しくは添加物又は第18条第1項の規定により規格が定められた器具若しくは容器包装であつて政令で定めるものは，政令で定める区分に従い厚生労働大臣若しくは都道府県知事又は登録検査機関の行う検査を受け，これに合格したものとして厚生労働省令で定める表示が付されたものでなければ，販売し，販売の用に供するために陳列し，又は営業上使用してはならない。
②　前項の規定による厚生労働大臣又は登録検査機関の行う検査を受けようとする者は，検査に要する実費の額を考慮して，厚生労働大臣の行う検査にあつては厚生労働大臣が定める額の，登録検査機関の行う検査にあつては当該登録検査機関が厚生労働大臣の認可を受けて定める額の手数料を納めなければならない。
③　前項の手数料は，厚生労働大臣の行う検査を受けようとする者の納付するものについては国庫の，登録検査機関の行う検査を受けようとする者の納付するものについては当該登録検査機関の収入とする。
④　前3項に定めるもののほか，第1項の検査及び当該検査に合格した場合の措置に関し必要な事項は，政令で定める。
⑤　第1項の検査の結果については，審査請求をすることができない。

第26条　都道府県知事は，次の各号に掲げる食

品,添加物,器具又は容器包装を発見した場合において,これらを製造し,又は加工した者の検査の能力等からみて,その者が製造し,又は加工する食品,添加物,器具又は容器包装がその後引き続き当該各号に掲げる食品,添加物,器具又は容器包装に該当するおそれがあり,食品衛生上の危害の発生を防止するため必要があると認めるときは,政令で定める要件及び手続に従い,その者に対し,当該食品,添加物,器具又は容器包装について,当該都道府県知事又は登録検査機関の行う検査を受けるべきことを命ずることができる。

一 第6条第2号又は第3号に掲げる食品又は添加物

二 第13条第1項の規定により定められた規格に合わない食品又は添加物

三 第13条第1項の規定により定められた基準に合わない方法により添加物を使用した食品

四 第13条第3項に規定する食品

五 第16条に規定する器具又は容器包装

六 第18条第1項の規定により定められた規格に合わない器具又は容器包装

七 第18条第3項の規定に違反する器具又は容器包装

② 厚生労働大臣は,食品衛生上の危害の発生を防止するため必要があると認めるときは,前項各号に掲げる食品,添加物,器具若しくは容器包装又は第12条に規定する食品を製造し,又は加工した者が製造し,又は加工した同種の食品,添加物,器具又は容器包装を輸入する者に対し,当該食品,添加物,器具又は容器包装について,厚生労働大臣又は登録検査機関の行う検査を受けるべきことを命ずることができる。

③ 厚生労働大臣は,食品衛生上の危害の発生を防止するため必要があると認めるときは,生産地の事情その他の事情からみて第1項各号に掲げる食品,添加物,器具若しくは容器包装又は第12条に規定する食品に該当するおそれがあると認められる食品,添加物,器具又は容器包装を輸入する者に対し,当該食品,添加物,器具又は容器包装について,厚生労働大臣又は登録検査機関の行う検査を受けるべきことを命ずることができる。

④ 前3項の命令を受けた者は,当該検査を受け,その結果についての通知を受けた後でなければ,当該食品,添加物,器具又は容器包装を販売し,販売の用に供するために陳列し,又は営業上使用してはならない。

⑤ 前項の通知であつて登録検査機関がするものは,当該検査を受けるべきことを命じた都道府県知事又は厚生労働大臣を経由してするものとする。

⑥ 第1項から第3項までの規定による厚生労働大臣又は登録検査機関の行う検査を受けようとする者は,検査に要する実費の額を考慮して,厚生労働大臣の行う検査にあつては厚生労働大臣が定める額の,登録検査機関の行う検査にあつては当該登録検査機関が厚生労働大臣の認可を受けて定める額の手数料を納めなければならない。

⑦ 前条第3項から第5項までの規定は,第1項から第3項までの検査について準用する。

第27条 販売の用に供し,又は営業上使用する食品,添加物,器具又は容器包装を輸入しようとする者は,厚生労働省令で定めるところにより,その都度厚生労働大臣に届け出なければならない。

第28条 厚生労働大臣,内閣総理大臣又は都道府県知事等は,必要があると認めるときは,営業者その他の関係者から必要な報告を求め,当該職員に営業の場所,事務所,倉庫その他の場所に臨検し,販売の用に供し,若しくは営業上使用する食品,添加物,器具若しくは容器包装,営業の施設,帳簿書類その他の物件を検査させ,又は試験の用に供するのに必要な限度において,販売の用に供し,若しくは営業上使用する食品,添加物,器具若しくは容器包装を無償で収去させることができる。

② 前項の規定により当該職員に臨検検査又は収去をさせる場合においては,これにその身分を示す証票を携帯させ,かつ,関係者の請求があるときは,これを提示させなければならない。

③ 第1項の規定による権限は，犯罪捜査のために認められたものと解釈してはならない。

④ 厚生労働大臣，内閣総理大臣又は都道府県知事等は，第1項の規定により収去した食品，添加物，器具又は容器包装の試験に関する事務を登録検査機関に委託することができる。

第29条 国及び都道府県は，第25条第1項又は第26条第1項から第3項までの検査（以下「製品検査」という。）及び前条第1項の規定により収去した食品，添加物，器具又は容器包装の試験に関する事務を行わせるために，必要な検査施設を設けなければならない。

② 保健所を設置する市及び特別区は，前条第1項の規定により収去した食品，添加物，器具又は容器包装の試験に関する事務を行わせるために，必要な検査施設を設けなければならない。

③ 都道府県等の食品衛生検査施設に関し必要な事項は，政令で定める。

第30条 第28条第1項に規定する当該職員の職権及び食品衛生に関する指導の職務を行わせるために，厚生労働大臣，内閣総理大臣又は都道府県知事等は，その職員のうちから食品衛生監視員を命ずるものとする。

② 都道府県知事等は，都道府県等食品衛生監視指導計画の定めるところにより，その命じた食品衛生監視員に監視指導を行わせなければならない。

③ 内閣総理大臣は，指針に従い，その命じた食品衛生監視員に食品，添加物，器具及び容器包装の表示又は広告に係る監視指導を行わせるものとする。

④ 厚生労働大臣は，輸入食品監視指導計画の定めるところにより，その命じた食品衛生監視員に食品，添加物，器具及び容器包装の輸入に係る監視指導を行わせるものとする。

⑤ 前各項に定めるもののほか，食品衛生監視員の資格その他食品衛生監視員に関し必要な事項は，政令で定める。

第8章 登録検査機関

第31条 登録検査機関の登録を受けようとする者は，厚生労働省令で定めるところにより，実費を勘案して政令で定める額の手数料を納付して，厚生労働大臣に登録の申請をしなければならない。

第32条 次の各号のいずれかに該当する法人は，登録検査機関の登録を受けることができない。

一 その法人又はその業務を行う役員がこの法律又はこの法律に基づく処分に違反し，罰金以上の刑に処せられ，その執行を終わり，又は執行を受けることがなくなつた日から2年を経過しないもの

二 第43条の規定により登録を取り消され，その取消しの日から2年を経過しない法人

三 第43条の規定による登録の取消しの日前30日以内にその取消しに係る法人の業務を行う役員であつた者でその取消しの日から2年を経過しないものがその業務を行う役員となつている法人

第33条 厚生労働大臣は，第31条の規定により登録を申請した者（以下この項において「登録申請者」という。）が次に掲げる要件のすべてに適合しているときは，その登録をしなければならない。この場合において，登録に関して必要な手続は，厚生労働省令で定める。

一 別表の第1欄に掲げる製品検査の種類ごとに，それぞれ同表の第2欄に掲げる機械器具その他の設備を有し，かつ，製品検査は同表の第3欄に掲げる条件に適合する知識経験を有する者が実施し，その人数が同表の第4欄に掲げる数以上であること。

二 次に掲げる製品検査の信頼性の確保のための措置が執られていること。

　イ 検査を行う部門に製品検査の種類ごとにそれぞれ専任の管理者を置くこと。

　ロ 製品検査の業務の管理及び精度の確保に関する文書が作成されていること。

　ハ ロに掲げる文書に記載されたところに従い製品検査の業務の管理及び精度の確保を行う専任の部門を置くこと。

三 登録申請者が，第25条第1項又は第26条第1項から第3項までの規定により製品検査

を受けなければならないこととされる食品，添加物，器具又は容器包装を販売し，販売の用に供するために製造し，輸入し，加工し，若しくは陳列し，又は営業上使用する営業者（以下この号及び第39条第2項において「受検営業者」という。）に支配されているものとして次のいずれかに該当するものでないこと。

 イ　登録申請者が株式会社である場合にあつては，受検営業者がその親法人（会社法（平成17年法律第86号）第879条第1項に規定する親法人をいう。）であること。

 ロ　登録申請者の役員（持分会社（会社法第575条第1項に規定する持分会社をいう。）にあつては，業務を執行する社員）に占める受検営業者の役員又は職員（過去2年間に当該受検営業者の役員又は職員であつた者を含む。）の割合が2分の1を超えていること。

 ハ　登録申請者の代表権を有する役員が，受検営業者の役員又は職員（過去2年間に当該受検営業者の役員又は職員であつた者を含む。）であること。

② 登録は，次に掲げる事項を登録台帳に記帳して行う。

 一　登録年月日及び登録番号

 二　登録検査機関の名称，代表者の氏名及び主たる事務所の所在地

 三　登録検査機関が行う製品検査の種類

 四　登録検査機関が製品検査を行う事業所の名称及び所在地

第34条　登録検査機関の登録は，3年を下らない政令で定める期間ごとにその更新を受けなければ，その期間の経過によつて，その効力を失う。

② 第31条から前条までの規定は，前項の登録の更新について準用する。

第35条　登録検査機関は，製品検査を行うべきことを求められたときは，正当な理由がある場合を除き，遅滞なく，製品検査を行わなければならない。

② 登録検査機関は，公正に，かつ，厚生労働省令で定める技術上の基準に適合する方法により製品検査を行わなければならない。

第36条　登録検査機関は，製品検査を行う事業所を新たに設置し，廃止し，又はその所在地を変更しようとするときは，その設置し，廃止し，又は変更しようとする日の1月前までに，厚生労働大臣に届け出なければならない。

② 登録検査機関は，第33条第2項第2号及び第4号（事業所の名称に係る部分に限る。）に掲げる事項に変更があつたときは，遅滞なく，同項第3号に掲げる事項を変更しようとするときは，変更しようとする日の1月前までに，その旨を厚生労働大臣に届け出なければならない。

第37条　登録検査機関は，製品検査の業務に関する規程（以下「業務規程」という。）を定め，製品検査の業務の開始前に，厚生労働大臣の認可を受けなければならない。これを変更しようとするときも，同様とする。

② 業務規程には，製品検査の実施方法，製品検査に関する手数料その他の厚生労働省令で定める事項を定めておかなければならない。

③ 厚生労働大臣は，第1項の認可をした業務規程が製品検査の公正な実施上不適当となつたと認めるときは，その業務規程を変更すべきことを命ずることができる。

第38条　登録検査機関は，厚生労働大臣の許可を受けなければ，製品検査の業務の全部又は一部を休止し，又は廃止してはならない。

第39条　登録検査機関は，毎事業年度経過後3月以内に，その事業年度の財産目録，貸借対照表及び損益計算書又は収支計算書並びに事業報告書（その作成に代えて電磁的記録（電子的方式，磁気的方式その他の人の知覚によつては認識することができない方式で作られる記録であつて，電子計算機による情報処理の用に供されるものをいう。以下この条において同じ。）の作成がされている場合における当該電磁的記録を含む。次項及び第79条において「財務諸表等」という。）を作成し，5年間事業所に備えて置かなければならない。

② 受検営業者その他の利害関係人は，登録検査機関の業務時間内は，いつでも，次に掲げる請求をすることができる。ただし，第2号又は第4号の請求をするには，登録検査機関の定めた費用を支払わなければならない。
一 財務諸表等が書面をもつて作成されているときは，当該書面の閲覧又は謄写の請求
二 前号の書面の謄本又は抄本の請求
三 財務諸表等が電磁的記録をもつて作成されているときは，当該電磁的記録に記録された事項を厚生労働省令で定める方法により表示したものの閲覧又は謄写の請求
四 前号の電磁的記録に記録された事項を電磁的方法であつて厚生労働省令で定めるものにより提供することの請求又は当該事項を記載した書面の交付の請求

第39条 登録検査機関は，毎事業年度経過後3月以内に，その事業年度の財産目録，貸借対照表及び損益計算書又は収支計算書並びに事業報告書（その作成に代えて電磁的記録（電子的方式，磁気的方式その他の人の知覚によつては認識することができない方式で作られる記録であつて，電子計算機による情報処理の用に供されるものをいう。以下この条において同じ。）の作成がされている場合における当該電磁的記録を含む。次項及び<u>第89条</u>において「財務諸表等」という。）を作成し，5年間事業所に備えて置かなければならない。
② （略）

第40条 登録検査機関の役員若しくは職員又はこれらの職にあつた者は，その製品検査の業務又は第28条第4項の規定により委託を受けた事務（次項において「委託事務」という。）に関して知り得た秘密を漏らしてはならない。
② 製品検査の業務又は委託事務に従事する登録検査機関の役員又は職員は，刑法（明治40年法律第45号）その他の罰則の適用については，法令により公務に従事する職員とみなす。

第41条 厚生労働大臣は，登録検査機関が第33条第1項各号のいずれかに適合しなくなつたと認めるときは，その登録検査機関に対し，これらの規定に適合するため必要な措置を執るべきことを命ずることができる。

第42条 厚生労働大臣は，登録検査機関が第35条の規定に違反していると認めるとき，又は登録検査機関が行う製品検査若しくは第25条第1項の規定による表示若しくは第26条第4項の規定による通知の記載が適当でないと認めるときは，当該登録検査機関に対し，製品検査を行うべきこと又は製品検査の方法その他の業務の方法の改善に必要な措置を執るべきことを命ずることができる。

第43条 厚生労働大臣は，登録検査機関が次の各号のいずれかに該当するときは，その登録を取り消し，又は期間を定めて製品検査の業務の全部若しくは一部の停止を命ずることができる。
一 この章の規定に違反したとき。
二 第32条第1号又は第3号に該当するに至つたとき。
三 第37条第1項の認可を受けた業務規程によらないで製品検査を行つたとき。
四 第37条第3項又は前2条の規定による命令に違反したとき。
五 正当な理由がないのに第39条第2項各号の規定による請求を拒んだとき。
六 不正の手段により第33条第1項の登録を受けたとき。

第44条 登録検査機関は，厚生労働省令で定めるところにより，帳簿を備え，製品検査に関し厚生労働省令で定める事項を記載し，これを保存しなければならない。

第45条 厚生労働大臣は，次の場合には，その旨を官報に公示しなければならない。
一 第33条第1項の登録をしたとき。
二 第34条第1項の規定により登録検査機関の登録が効力を失つたとき。
三 第36条第1項又は第2項の規定による届出があつたとき。
四 第38条の許可をしたとき。
五 第43条の規定により登録を取り消し，又は製品検査の業務の停止を命じたとき。

第46条 登録検査機関以外の者は，その行う業務が製品検査であると人を誤認させるような表示，広告その他の行為をしてはならない。

② 厚生労働大臣は，登録検査機関以外の者に対し，その行う業務が製品検査であると人を誤認させないようにするための措置を執るべきことを命ずることができる。

第47条 厚生労働大臣は，この法律の施行に必要な限度において，登録検査機関に対し，その業務若しくは経理の状況に関し報告をさせ，又は当該職員に，登録検査機関の事務所若しくは事業所に立ち入り，業務の状況若しくは帳簿，書類その他の物件を検査させ，若しくは関係者に質問させることができる。

② 第28条第2項及び第3項の規定は，前項の場合に準用する。

第9章 営業

第48条 乳製品，第12条の規定により厚生労働大臣が定めた添加物その他製造又は加工の過程において特に衛生上の考慮を必要とする食品又は添加物であつて政令で定めるものの製造又は加工を行う営業者は，その製造又は加工を衛生的に管理させるため，その施設ごとに，専任の食品衛生管理者を置かなければならない。ただし，営業者が自ら食品衛生管理者となつて管理する施設については，この限りでない。

② 営業者が，前項の規定により食品衛生管理者を置かなければならない製造業又は加工業を2以上の施設で行う場合において，その施設が隣接しているときは，食品衛生管理者は，同項の規定にかかわらず，その2以上の施設を通じて1人で足りる。

③ 食品衛生管理者は，当該施設においてその管理に係る食品又は添加物に関してこの法律又はこの法律に基づく命令若しくは処分に係る違反が行われないように，その食品又は添加物の製造又は加工に従事する者を監督しなければならない。

④ 食品衛生管理者は，前項に定めるもののほか，当該施設においてその管理に係る食品又は添加物に関してこの法律又はこの法律に基づく命令若しくは処分に係る違反の防止及び食品衛生上の危害の発生の防止のため，当該施設における衛生管理の方法その他の食品衛生に関する事項につき，必要な注意をするとともに，営業者に対し必要な意見を述べなければならない。

⑤ 営業者は，その施設に食品衛生管理者を置いたときは，前項の規定による食品衛生管理者の意見を尊重しなければならない。

⑥ 次の各号のいずれかに該当する者でなければ，食品衛生管理者となることができない。
一 医師，歯科医師，薬剤師又は獣医師
二 学校教育法（昭和22年法律第26号）に基づく大学，旧大学令（大正7年勅令第388号）に基づく大学又は旧専門学校令（明治36年勅令第61号）に基づく専門学校において医学，歯学，薬学，獣医学，畜産学，水産学又は農芸化学の課程を修めて卒業した者（当該課程を修めて同法に基づく専門職大学の前期課程を修了した者を含む。）
三 都道府県知事の登録を受けた食品衛生管理者の養成施設において所定の課程を修了した者
四 学校教育法に基づく高等学校若しくは中等教育学校若しくは旧中等学校令（昭和18年勅令第36号）に基づく中等学校を卒業した者又は厚生労働省令で定めるところによりこれらの者と同等以上の学力があると認められる者で，第1項の規定により食品衛生管理者を置かなければならない製造業又は加工業において食品又は添加物の製造又は加工の衛生管理の業務に3年以上従事し，かつ，都道府県知事の登録を受けた講習会の課程を修了した者

⑦ 前項第4号に該当することにより食品衛生管理者たる資格を有する者は，衛生管理の業務に3年以上従事した製造業又は加工業と同種の製造業又は加工業の施設においてのみ，食品衛生管理者となることができる。

⑧ 第1項に規定する営業者は，食品衛生管理者を置き，又は自ら食品衛生管理者となつたときは，15日以内に，その施設の所在地の都道府

県知事に，その食品衛生管理者の氏名又は自ら食品衛生管理者となつた旨その他厚生労働省令で定める事項を届け出なければならない。食品衛生管理者を変更したときも，同様とする。

第49条 前条第6項第3号の養成施設又は同項第4号の講習会の登録に関して必要な事項は政令で，受講科目その他同項第3号の養成施設又は同項第4号の講習会の課程に関して必要な事項は厚生労働省令で定める。

第50条 厚生労働大臣は，食品又は添加物の製造又は加工の過程において有毒な又は有害な物質が当該食品又は添加物に混入することを防止するための措置に関し必要な基準を定めることができる。

② 営業者（食鳥処理の事業の規制及び食鳥検査に関する法律第6条第1項に規定する食鳥処理業者を除く。）は，前項の規定により基準が定められたときは，これを遵守しなければならない。

第50条の2 厚生労働大臣は，営業（器具又は容器包装を製造する営業及び食鳥処理の事業の規制及び食鳥検査に関する法律第2条第5号に規定する食鳥処理の事業（第51条において「食鳥処理の事業」という。）を除く。）の施設の衛生的な管理その他公衆衛生上必要な措置（以下この条において「公衆衛生上必要な措置」という。）について，厚生労働省令で，次に掲げる事項に関する基準を定めるものとする。

一 施設の内外の清潔保持，ねずみ及び昆虫の駆除その他一般的な衛生管理に関すること。

二 食品衛生上の危害の発生を防止するために特に重要な工程を管理するための取組（小規模な営業者（器具又は容器包装を製造する営業者及び食鳥処理の事業の規制及び食鳥検査に関する法律第6条第1項に規定する食鳥処理業者を除く。次項において同じ。）その他の政令で定める営業者にあつては，その取り扱う食品の特性に応じた取組）に関すること。

② 営業者は，前項の規定により定められた基準に従い，厚生労働省令で定めるところにより公衆衛生上必要な措置を定め，これを遵守しなければならない。

③ 都道府県知事等は，公衆衛生上必要な措置について，第1項の規定により定められた基準に反しない限り，条例で必要な規定を定めることができる。

第50条の3 厚生労働大臣は，器具又は容器包装を製造する営業の施設の衛生的な管理その他公衆衛生上必要な措置（以下この条において「公衆衛生上必要な措置」という。）について，厚生労働省令で，次に掲げる事項に関する基準を定めるものとする。

一 施設の内外の清潔保持その他一般的な衛生管理に関すること。

二 食品衛生上の危害の発生を防止するために必要な適正に製造を管理するための取組に関すること。

② 器具又は容器包装を製造する営業者は，前項の規定により定められた基準（第18条第3項に規定する政令で定める材質以外の材質の原材料のみが使用された器具又は容器包装を製造する営業者にあつては，前項第1号に掲げる事項に限る。）に従い，公衆衛生上必要な措置を講じなければならない。

③ 都道府県知事等は，公衆衛生上必要な措置について，第1項の規定により定められた基準に反しない限り，条例で必要な規定を定めることができる。

第50条の4 第18条第3項に規定する政令で定める材質の原材料が使用された器具又は容器包装を販売し，又は販売の用に供するために製造し，若しくは輸入する者は，厚生労働省令で定めるところにより，その取り扱う器具又は容器包装の販売の相手方に対し，当該取り扱う器具又は容器包装が次の各号のいずれかに該当する旨を説明しなければならない。

一 第18条第3項に規定する政令で定める材質の原材料について，同条第1項の規定により定められた規格に適合しているもののみを使用した器具又は容器包装であること。

二 第18条第3項ただし書に規定する加工がされている器具又は容器包装であること。

② 器具又は容器包装の原材料であつて，第18

条第3項に規定する政令で定める材質のものを販売し，又は販売の用に供するために製造し，若しくは輸入する者は，当該原材料を使用して器具又は容器包装を製造する者から，当該原材料が同条第1項の規定により定められた規格に適合しているものである旨の確認を求められた場合には，厚生労働省令で定めるところにより，必要な説明をするよう努めなければならない。

> 第51条　厚生労働大臣は，営業（器具又は容器包装を製造する営業及び食鳥処理の事業の規制及び食鳥検査に関する法律第2条第5号に規定する食鳥処理の事業（第54条及び第57条第1項において「食鳥処理の事業」という。）を除く。）の施設の衛生的な管理その他公衆衛生上必要な措置（以下この条において「公衆衛生上必要な措置」という。）について，厚生労働省令で，次に掲げる事項に関する基準を定めるものとする。
> 　一・二　（略）
> ②・③　（略）
> 第52条　（略）
> 第53条　（略）

第51条　都道府県は，飲食店営業その他公衆衛生に与える影響が著しい営業（食鳥処理の事業を除く。）であつて，政令で定めるものの施設につき，条例で，業種別に，公衆衛生の見地から必要な基準を定めなければならない。

> 第54条　都道府県は，公衆衛生に与える影響が著しい営業（食鳥処理の事業を除く。）であつて，政令で定めるものの施設につき，厚生労働省令で定める基準を参酌して，条例で，公衆衛生の見地から必要な基準を定めなければならない。

第52条　前条に規定する営業を営もうとする者は，厚生労働省令で定めるところにより，都道府県知事の許可を受けなければならない。

②　前項の場合において，都道府県知事は，その営業の施設が前条の規定による基準に合うと認めるときは，許可をしなければならない。ただし，同条に規定する営業を営もうとする者が次の各号のいずれかに該当するときは，同項の許可を与えないことができる。

一　この法律又はこの法律に基づく処分に違反して刑に処せられ，その執行を終わり，又は執行を受けることがなくなつた日から起算して2年を経過しない者
二　第54条から第56条までの規定により許可を取り消され，その取消しの日から起算して2年を経過しない者
三　法人であつて，その業務を行う役員のうちに前2号のいずれかに該当する者があるもの

③　都道府県知事は，第1項の許可に5年を下らない有効期間その他の必要な条件を付けることができる。

> 第55条　前条に規定する営業を営もうとする者は，厚生労働省令で定めるところにより，都道府県知事の許可を受けなければならない。
> ②　前項の場合において，都道府県知事は，その営業の施設が前条の規定による基準に合うと認めるときは，許可をしなければならない。ただし，同条に規定する営業を営もうとする者が次の各号のいずれかに該当するときは，同項の許可を与えないことができる。
> 一　（略）
> 二　第59条から第61条までの規定により許可を取り消され，その取消しの日から起算して2年を経過しない者
> 三　（略）
> ③　（略）

第53条　前条第1項の許可を受けた者（以下この条において「許可営業者」という。）について相続，合併又は分割（当該営業を承継させるものに限る。）があつたときは，相続人（相続人が2人以上ある場合において，その全員の同意により当該営業を承継すべき相続人を選定したときは，その者），合併後存続する法人若しくは合併により設立された法人又は分割により当該営業を承継した法人は，許可営業者の地位を承継する。

②　前項の規定により許可営業者の地位を承継した者は，遅滞なく，その事実を証する書面を添えて，その旨を都道府県知事に届け出なければ

ならない。

第56条 （略）

第57条 営業（第54条に規定する営業、公衆衛生に与える影響が少ない営業で政令で定めるもの及び食鳥処理の事業を除く。）を営もうとする者は、厚生労働省令で定めるところにより、あらかじめ、その営業所の名称及び所在地その他厚生労働省令で定める事項を都道府県知事に届け出なければならない。

② 前条の規定は、前項の規定による届出をした者について準用する。この場合において、同条第1項中「前条第1項の許可を受けた者」とあるのは「次条第1項の規定による届出をした者」と、「許可営業者」とあるのは「届出営業者」と、同条第2項中「許可営業者」とあるのは「届出営業者」と読み替えるものとする。

第58条 営業者が、次の各号のいずれかに該当する場合であつて、その採取し、製造し、輸入し、加工し、若しくは販売した食品若しくは添加物又はその製造し、輸入し、若しくは販売した器具若しくは容器包装を回収するとき（次条第1項又は第2項の規定による命令を受けて回収するとき、及び食品衛生上の危害が発生するおそれがない場合として厚生労働省令・内閣府令で定めるときを除く。）は、厚生労働省令・内閣府令で定めるところにより、遅滞なく、回収に着手した旨及び回収の状況を都道府県知事に届け出なければならない。

一 第6条、第10条から第12条まで、第13条第2項若しくは第3項、第16条、第18条第2項若しくは第3項又は第20条の規定に違反し、又は違反するおそれがある場合

二 第9条第1項又は第17条第1項の規定による禁止に違反し、又は違反するおそれがある場合

② 都道府県知事は、前項の規定による届出があつたときは、厚生労働省令・内閣府令で定めるところにより、当該届出に係る事項を厚生労働大臣又は内閣総理大臣に報告しなければならない。

第54条 厚生労働大臣又は都道府県知事は、営業者が第6条、第10条から第12条まで、第13条第2項若しくは第3項、第16条若しくは第18条第2項若しくは第3項の規定に違反した場合又は第9条第1項若しくは第17条第1項の規定による禁止に違反した場合においては、営業者若しくは当該職員にその食品、添加物、器具若しくは容器包装を廃棄させ、又はその他営業者に対し食品衛生上の危害を除去するために必要な処置をとることを命ずることができる。

② 内閣総理大臣又は都道府県知事は、営業者が第20条の規定に違反した場合においては、営業者若しくは当該職員にその食品、添加物、器具若しくは容器包装を廃棄させ、又はその他営業者に対し虚偽の若しくは誇大な表示若しくは広告による食品衛生上の危害を除去するために必要な処置をとることを命ずることができる。

第59条 （略）

第55条 都道府県知事は、営業者が第6条、第8条第1項、第10条から第12条まで、第13条第2項若しくは第3項、第16条、第18条第2項若しくは第3項、第19条第2項、第20条、第25条第1項、第26条第4項、第48条第1項、第50条第2項、第50条の2第2項、第50条の3第2項若しくは第50条の4第1項の規定に違反した場合、第7条第1項から第3項まで、第9条第1項若しくは第17条第1項の規定による禁止に違反した場合、第52条第2項第1号若しくは第3号に該当するに至つた場合又は同条第3項の規定による条件に違反した場合においては、同条第1項の許可を取り消し、又は営業の全部若しくは一部を禁止し、若しくは期間を定めて停止することができる。

② 厚生労働大臣は、営業者（食品、添加物、器具又は容器包装を輸入することを営む人又は法人に限る。）が第6条、第8条第1項、第10条第2項、第11条、第12条、第13条第2項若しくは第3項、第16条、第18条第2項若しくは第3項、第26条第4項、第50条第2項、第50条の2第2項、第50条の3第2項若しくは第50条の4第1項の規定に違反した場合又は第7条第1項から第3項まで、第9条第1項若しくは第17条

第1項の規定による禁止に違反した場合においては，営業の全部若しくは一部を禁止し，又は期間を定めて停止することができる。

第60条 都道府県知事は，営業者が第6条，第8条第1項，第10条から第12条まで，第13条第2項若しくは第3項，第16条，第18条第2項若しくは第3項，第19条第2項，第20条，第25条第1項，第26条第4項，第48条第1項，第50条第2項，第51条第2項，第52条第2項若しくは第53条第1項の規定に違反した場合，第7条第1項から第3項まで，第9条第1項若しくは第17条第1項の規定による禁止に違反した場合，第55条第2項第1号若しくは第3号に該当するに至つた場合又は同条第3項の規定による条件に違反した場合においては，同条第1項の許可を取り消し，又は営業の全部若しくは一部を禁止し，若しくは期間を定めて停止することができる。

② 厚生労働大臣は，営業者（食品，添加物，器具又は容器包装を輸入することを営む人又は法人に限る。）が第6条，第8条第1項，第10条第2項，第11条，第12条，第13条第2項若しくは第3項，第16条，第18条第2項若しくは第3項，第26条第4項，第50条第2項，第51条第2項，第52条第2項若しくは第53条第1項の規定に違反した場合又は第7条第1項から第3項まで，第9条第1項若しくは第17条第1項の規定による禁止に違反した場合においては，営業の全部若しくは一部を禁止し，又は期間を定めて停止することができる。

第56条 都道府県知事は，営業者がその営業の施設につき第51条の規定による基準に違反した場合においては，その施設の整備改善を命じ，又は第52条第1項の許可を取り消し，若しくはその営業の全部若しくは一部を禁止し，若しくは期間を定めて停止することができる。

第61条 都道府県知事は，営業者がその営業の施設につき第54条の規定による基準に違反した場合においては，その施設の整備改善を命じ，又は第55条第1項の許可を取り消し，若しくはその営業の全部若しくは一部を禁止し，若しくは期間を定めて停止することができる。

第10章 雑則

第57条 国庫は，政令で定めるところにより，次に掲げる都道府県又は保健所を設置する市の費用に対して，その2分の1を負担する。

一 第28条第1項（第62条第1項及び第3項において準用する場合を含む。）の規定による収去に要する費用

二 第30条第1項（第62条第1項及び第3項において準用する場合を含む。）の規定による食品衛生監視員の設置に要する費用

三 第52条第1項（第62条第1項において準用する場合を含む。）の規定による営業の許可に要する費用

四 第54条（第62条第1項及び第3項において準用する場合を含む。）の規定による廃棄に要する費用

五 第59条第1項又は第2項（第62条第1項において準用する場合を含む。）の規定による死体の解剖に要する費用

六 この法律の施行に関する訴訟事件に要する費用及びその結果支払う賠償の費用

第62条 国庫は，政令で定めるところにより，次に掲げる都道府県又は保健所を設置する市の費用に対して，その2分の1を負担する。

一 第28条第1項（第68条第1項及び第3項において準用する場合を含む。）の規定による収去に要する費用

二 第30条第1項（第68条第1項及び第3項において準用する場合を含む。）の規定による食品衛生監視員の設置に要する費用

三 第55条第1項（第68条第1項において準用する場合を含む。）の規定による営業の許可に要する費用

四 第59条（第68条第1項及び第3項において準用する場合を含む。）の規定による廃棄に要する費用

五 第64条第1項又は第2項（第68条第1項において準用する場合を含む。）の規定による死体の解剖に要する費用

六 （略）

第58条 食中毒患者等を診断し，又はその死体を検案した医師は，直ちに最寄りの保健所長にその旨を届け出なければならない。

② 保健所長は，前項の届出を受けたときその他食中毒患者等が発生していると認めるときは，速やかに都道府県知事等に報告するとともに，政令で定めるところにより，調査しなければならない。

③ 都道府県知事等は，前項の規定により保健所長より報告を受けた場合であつて，食中毒患者等が厚生労働省令で定める数以上発生し，又は発生するおそれがあると認めるときその他厚生労働省令で定めるときは，直ちに，厚生労働大臣に報告しなければならない。

④ 保健所長は，第2項の規定による調査を行つたときは，政令で定めるところにより，都道府県知事等に報告しなければならない。

⑤ 都道府県知事等は，前項の規定による報告を受けたときは，政令で定めるところにより，厚生労働大臣に報告しなければならない。

第63条 （略）

第59条 都道府県知事等は，原因調査上必要があると認めるときは，食品，添加物，器具又は容器包装に起因し，又は起因すると疑われる疾病で死亡した者の死体を遺族の同意を得て解剖に付することができる。

② 前項の場合において，その死体を解剖しなければ原因が判明せず，その結果公衆衛生に重大な危害を及ぼすおそれがあると認めるときは，遺族の同意を得ないでも，これに通知した上で，その死体を解剖に付することができる。

③ 前2項の規定は，刑事訴訟に関する規定による強制の処分を妨げない。

④ 第1項又は第2項の規定により死体を解剖する場合においては，礼意を失わないように注意しなければならない。

第64条 （略）

第60条 厚生労働大臣は，食中毒患者等が厚生労働省令で定める数以上発生し，若しくは発生するおそれがある場合又は食中毒患者等が広域にわたり発生し，若しくは発生するおそれがある場合であつて，食品衛生上の危害の発生を防止するため緊急を要するときは，都道府県知事等に対し，期限を定めて，食中毒の原因を調査し，調査の結果を報告するように求めることができる。

第65条 （略）

第60条の2 前条に規定する場合において，厚生労働大臣は，必要があると認めるときは，協議会を開催し，食中毒の原因調査及びその結果に関する必要な情報を共有し，関係機関等の連携の緊密化を図るとともに，食中毒患者等の広域にわたる発生又はその拡大を防止するために必要な対策について協議を行うよう努めなければならない。

第66条 （略）

第61条 都道府県等は，食中毒の発生を防止するとともに，地域における食品衛生の向上を図るため，食品等事業者に対し，必要な助言，指導その他の援助を行うように努めるものとする。

② 都道府県等は，食品等事業者の食品衛生の向上に関する自主的な活動を促進するため，社会的信望があり，かつ，食品衛生の向上に熱意と識見を有する者のうちから，食品衛生推進員を委嘱することができる。

③ 食品衛生推進員は，飲食店営業の施設の衛生管理の方法その他の食品衛生に関する事項につき，都道府県等の施策に協力して，食品等事業者からの相談に応じ，及びこれらの者に対する助言その他の活動を行う。

第67条 （略）

第62条 第6条，第9条，第12条，第13条第1項及び第2項，第16条から第20条まで（第18条第3項を除く。），第25条から第56条まで（第50条の2，第50条の3第1項第2号及び第2項並びに第50条の4を除く。）並びに第58条から第60条までの規定は，乳幼児が接触することによりその健康を損なうおそれがあるものとして厚生労働大臣の指定するおもちゃについて，これを準用する。この場合において，第12条中「添加物（天然香料及び一般に食品とし

て飲食に供されている物であつて添加物として使用されるものを除く。）」とあるのは，「おもちゃの添加物として用いることを目的とする化学的合成品（化学的手段により元素又は化合物に分解反応以外の化学的反応を起こさせて得られた物質をいう。）」と読み替えるものとする。

② 第6条並びに第13条第1項及び第2項の規定は，洗浄剤であつて野菜若しくは果実又は飲食器の洗浄の用に供されるものについて準用する。

③ 第15条から第18条まで，第25条第1項，第28条から第30条まで，第50条の2，第51条及び第54条から第56条までの規定は，営業以外の場合で学校，病院その他の施設において継続的に不特定又は多数の者に食品を供与する場合に，これを準用する。

第68条 第6条，第9条，第12条，第13条第1項及び第2項，第16条から第20条まで（第18条第3項を除く。），第25条から第61条まで（第51条，第52条第1項第2号及び第2項並びに第53条を除く。）並びに第63条から第65条までの規定は，乳幼児が接触することによりその健康を損なうおそれがあるものとして厚生労働大臣の指定するおもちゃについて，これを準用する。この場合において，第12条中「添加物（天然香料及び一般に食品として飲食に供されている物であつて添加物として使用されるものを除く。）」とあるのは，「おもちゃの添加物として用いることを目的とする化学的合成品（化学的手段により元素又は化合物に分解反応以外の化学的反応を起こさせて得られた物質をいう。）」と読み替えるものとする。

② （略）

③ 第15条から第18条まで，第25条第1項，第28条から第30条まで，第51条，第54条，第57条及び第59条から第61条までの規定は，営業以外の場合で学校，病院その他の施設において継続的に不特定又は多数の者に食品を供与する場合に，これを準用する。

第63条 厚生労働大臣，内閣総理大臣及び都道府県知事は，食品衛生上の危害の発生を防止するため，この法律又はこの法律に基づく処分に違反した者の名称等を公表し，食品衛生上の危害の状況を明らかにするよう努めるものとする。

第69条 （略）

第64条 厚生労働大臣は，第6条第2号ただし書（第62条第1項及び第2項において準用する場合を含む。）に規定する人の健康を損なうおそれがない場合を定めようとするとき，第7条第1項から第3項までの規定による販売の禁止をしようとし，若しくは同条第4項の規定による禁止の全部若しくは一部の解除をしようとするとき，第8条第1項の規定により指定成分等を指定しようとするとき，第10条第1項の厚生労働省令を制定し，若しくは改廃しようとするとき，第12条に規定する人の健康を損なうおそれのない場合を定めようとするとき，第13条第1項（第62条第1項及び第2項において準用する場合を含む。）に規定する基準若しくは規格を定めようとするとき，第13条第3項に規定する人の健康を損なうおそれのないことが明らかである物質若しくは人の健康を損なうおそれのない量を定めようとするとき，第18条第1項（第62条第1項及び第3項において準用する場合を含む。）に規定する基準若しくは規格を定めようとするとき，第18条第3項ただし書に規定する人の健康を損なうおそれのない量を定めようとするとき，第23条第1項に規定する輸入食品監視指導計画を定め，若しくは変更しようとするとき，第50条第1項に規定する基準を定めようとするとき，又は第50条の2第1項若しくは第50条の3第1項の厚生労働省令を制定し，若しくは改廃しようとするときは，その趣旨，内容その他の必要な事項を公表し，広く国民の意見を求めるものとする。ただし，食品衛生上の危害の発生を防止するため緊急を要する場合で，あらかじめ広く国民の意見を求めるいとまがないときは，この限りでない。

② 都道府県知事等は，第24条第1項に規定する都道府県等食品衛生監視指導計画を定め，又は

変更しようとするときは，その趣旨，内容その他の必要な事項を公表し，広く住民の意見を求めなければならない。

③　厚生労働大臣は，第1項ただし書の場合においては，事後において，遅滞なく，広く国民の意見を求めるものとする。

④　第1項及び前項の規定は，内閣総理大臣が第19条第1項（第62条第1項において準用する場合を含む。）に規定する表示についての基準を定めようとするとき，並びに厚生労働大臣及び内閣総理大臣が指針を定め，又は変更しようとするときについて準用する。

第70条　厚生労働大臣は，第6条第2号ただし書（第68条第1項及び第2項において準用する場合を含む。）に規定する人の健康を損なうおそれがない場合を定めようとするとき，第7条第1項から第3項までの規定による販売の禁止をしようとし，若しくは同条第4項の規定による禁止の全部若しくは一部の解除をしようとするとき，第8条第1項の規定により指定成分等を指定しようとするとき，第10条第1項の厚生労働省令を制定し，若しくは改廃しようとするとき，第12条に規定する人の健康を損なうおそれのない場合を定めようとするとき，第13条第1項（第68条第1項及び第2項において準用する場合を含む。）に規定する基準若しくは規格を定めようとするとき，第13条第3項に規定する人の健康を損なうおそれのないことが明らかである物質若しくは人の健康を損なうおそれのない量を定めようとするとき，第18条第1項（第68条第1項及び第3項において準用する場合を含む。）に規定する基準若しくは規格を定めようとするとき，第18条第3項ただし書に規定する人の健康を損なうおそれのない量を定めようとするとき，第23条第1項に規定する輸入食品監視指導計画を定め，若しくは変更しようとするとき，第50条第1項の基準を定めようとするとき，又は第51条第1項，第52条第1項若しくは第54条の厚生労働省令を制定し，若しくは改廃しようとするときは，その趣旨，内容その他の

必要な事項を公表し，広く国民の意見を求めるものとする。ただし，食品衛生上の危害の発生を防止するため緊急を要する場合で，あらかじめ広く国民の意見を求めるいとまがないときは，この限りでない。

②・③　（略）

④　第1項及び前項の規定は，内閣総理大臣が第19条第1項（第68条第1項において準用する場合を含む。）に規定する表示についての基準を定めようとするとき，並びに厚生労働大臣及び内閣総理大臣が指針を定め，又は変更しようとするときについて準用する。

第65条　厚生労働大臣，内閣総理大臣及び都道府県知事等は，食品衛生に関する施策に国民又は住民の意見を反映し，関係者相互間の情報及び意見の交換の促進を図るため，当該施策の実施状況を公表するとともに，当該施策について広く国民又は住民の意見を求めなければならない。

第71条　（略）

第65条の2　第64条第1項本文に規定する場合には，厚生労働大臣は，あらかじめ，内閣総理大臣に協議しなければならない。

②　内閣総理大臣は，第19条第1項（第62条第1項において準用する場合を含む。）に規定する表示についての基準を定めようとするときは，あらかじめ，厚生労働大臣に協議しなければならない。

③　厚生労働大臣は，第18条第1項（第62条第1項及び第3項において準用する場合を含む。）又は第62条第1項若しくは第2項において準用する第13条第1項に規定する基準又は規格を定めたときその他必要があると認めるときは，内閣総理大臣に対し，第19条第1項（第62条第1項において準用する場合を含む。）に規定する表示についての基準を定めることを求めることができる。

第72条　第70条第1項本文に規定する場合には，厚生労働大臣は，あらかじめ，内閣総理大臣に協議しなければならない。

②　内閣総理大臣は，第19条第1項（第68条第1

項において準用する場合を含む。）に規定する表示についての基準を定めようとするときは，あらかじめ，厚生労働大臣に協議しなければならない。

③　厚生労働大臣は，第18条第1項（第68条第1項及び第3項において準用する場合を含む。）又は第68条第1項若しくは第2項において準用する第13条第1項に規定する基準又は規格を定めたときその他必要があると認めるときは，内閣総理大臣に対し，第19条第1項（第68条第1項において準用する場合を含む。）に規定する表示についての基準を定めることを求めることができる。

第65条の3　厚生労働大臣及び内閣総理大臣は，飲食に起因する衛生上の危害の発生を防止するため，必要な情報交換を行うことその他相互の密接な連携の確保に努めるものとする。

第73条　（略）

第65条の4　厚生労働大臣は，食品衛生に関する国際的な連携を確保するため，外国の政府機関から，輸出食品安全証明書（輸出する食品の安全性に関する証明書をいう。以下この条及び次条において同じ。）を厚生労働大臣が発行するよう求められている場合であつて，食品を輸出しようとする者から申請があつたときは，厚生労働省令で定めるところにより，輸出食品安全証明書を発行することができる。

②　前項の規定により輸出食品安全証明書の発行を受けようとする者は，実費を勘案して政令で定める額の手数料を国に納付しなければならない。

③　第1項に規定するもののほか，厚生労働大臣は，輸出する食品の安全性の証明のための手続の整備その他外国の政府機関に対する食品衛生に関する情報の提供のために必要な措置を講ずるものとする。

第74条　（略）

第65条の5　都道府県知事等は，前条第1項の規定により厚生労働大臣が輸出食品安全証明書を発行する場合を除き，食品を輸出しようとする者から申請があつたときは，厚生労働省令で定めるところにより，輸出食品安全証明書を発行することができる。

②　前項に規定するもののほか，都道府県知事等は，外国の政府機関に対する食品衛生に関する情報の提供のために必要な措置を講ずることができる。

第75条　（略）

第66条　第48条第8項，第52条，第53条第2項，第54条，第55条第1項，第56条及び第63条中「都道府県知事」とあるのは，保健所を設置する市又は特別区にあつては，「市長」又は「区長」とする。ただし，政令で定める営業に関する政令で定める処分については，この限りでない。

第76条　第48条第8項，第55条，第56条第2項（第57条第2項において読み替えて準用する場合を含む。），第57条第1項，第58条，第59条，第60条第1項，第61条及び第69条中「都道府県知事」とあるのは，保健所を設置する市又は特別区にあつては，「市長」又は「区長」とする。ただし，政令で定める営業に関する政令で定める処分については，この限りでない。

第67条　前条本文に規定するもののほか，この法律中都道府県が処理することとされている事務で政令で定めるものは，地方自治法（昭和22年法律第67号）第252条の19第1項の指定都市（以下「指定都市」という。）及び同法第252条の22第1項の中核市（以下「中核市」という。）においては，政令の定めるところにより，指定都市又は中核市（以下「指定都市等」という。）が処理するものとする。この場合においては，この法律中都道府県に関する規定は，指定都市等に関する規定として指定都市等に適用があるものとする。

第77条　（略）

第68条　この法律の規定により地方公共団体（都道府県を除く。次項において同じ。）の長が行う処分（地方自治法第2条第9項第1号に規定する第1号法定受託事務（次項及び次条において「第1号法定受託事務」という。）に係るものに限る。）についての審査請求の裁決に不服

がある者は，厚生労働大臣（第54条第2項（第62条第1項及び第3項において準用する場合を含む。）の規定による処分に係るものにあつては，内閣総理大臣。次項において同じ。）に対して再審査請求をすることができる。

② 地方公共団体の長がこの法律の規定によりその処理することとされた事務のうち第1号法定受託事務に係る処分をする権限をその補助機関である職員又はその管理に属する行政機関の長に委任した場合において，委任を受けた職員又は行政機関の長がその委任に基づいてした処分につき，地方自治法第255条の2第2項の再審査請求の裁決があつたときは，当該裁決に不服がある者は，同法第252条の17の4第5項から第7項までの規定の例により，厚生労働大臣に対して再々審査請求をすることができる。

第78条 この法律の規定により地方公共団体（都道府県を除く。次項において同じ。）の長が行う処分（地方自治法第2条第9項第1号に規定する第1号法定受託事務（次項及び次条において「第1号法定受託事務」という。）に係るものに限る。）についての審査請求の裁決に不服がある者は，厚生労働大臣（第59条第2項（第68条第1項及び第3項において準用する場合を含む。）の規定による処分に係るものにあつては，内閣総理大臣。次項において同じ。）に対して再審査請求をすることができる。
② （略）

第69条 第25条第1項（第62条第1項及び第3項において準用する場合を含む。），第26条第1項（第62条第1項において準用する場合を含む。），第28条第1項（第62条第1項及び第3項において準用する場合を含む。），第30条第2項（第51条に規定する営業（飲食店営業その他販売の営業であつて，政令で定めるものに限る。）の許可に付随する監視指導に係る部分を除くものとし，第62条第1項及び第3項において準用する場合を含む。），第54条（第62条第1項及び第3項において準用する場合を含む。），第58条（第62条第1項において準用する場合を含む。）及び第59条第1項（第62条第1項において準用する場合を含む。）の規定により都道府県が処理することとされている事務は，第1号法定受託事務とする。

② 第28条第1項（第62条第1項及び第3項において準用する場合を含む。），第30条第2項（第51条に規定する営業（飲食店営業その他販売の営業であつて，政令で定めるものに限る。）の許可に付随する監視指導に係る部分を除くものとし，第62条第1項及び第3項において準用する場合を含む。），第54条（第62条第1項及び第3項において準用する場合を含む。），第58条（第62条第1項において準用する場合を含む。）及び第59条第1項（第62条第1項において準用する場合を含む。）の規定により保健所を設置する市又は特別区が処理することとされている事務は，第1号法定受託事務とする。

第79条 第25条第1項（第68条第1項及び第3項において準用する場合を含む。），第26条第1項（第68条第1項において準用する場合を含む。），第28条第1項（第68条第1項及び第3項において準用する場合を含む。），第30条第2項（第54条に規定する営業（食品又は添加物の流通の状況を考慮して政令で定めるものに限る。）の許可に付随する監視指導に係る部分を除くものとし，第68条第1項及び第3項において準用する場合を含む。），第59条（第68条第1項及び第3項において準用する場合を含む。），第63条（第68条第1項において準用する場合を含む。）及び第64条第1項（第68条第1項において準用する場合を含む。）の規定により都道府県が処理することとされている事務は，第1号法定受託事務とする。

② 第28条第1項（第68条第1項及び第3項において準用する場合を含む。），第30条第2項（第54条に規定する営業（食品又は添加物の流通の状況を考慮して政令で定めるものに限る。）の許可に付随する監視指導に係る部分を除くものとし，第68条第1項及び第3項において準用する場合を含む。），第59条（第68条第1項及び第3項において準用する場合を含む。），第63条（第68条第1項において準用する場合を含む。）

及び第64条第1項（第68条第1項において準用する場合を含む。）の規定により保健所を設置する市又は特別区が処理することとされている事務は，第1号法定受託事務とする。

第70条 この法律に規定する厚生労働大臣の権限は，厚生労働省令で定めるところにより，地方厚生局長に委任することができる。

② 前項の規定により地方厚生局長に委任された権限は，厚生労働省令で定めるところにより，地方厚生支局長に委任することができる。

③ 内閣総理大臣は，この法律による権限（政令で定めるものを除く。）を消費者庁長官に委任する。

第80条 （略）

第11章 罰則

第71条 次の各号のいずれかに該当する者は，これを3年以下の懲役又は300万円以下の罰金に処する。

一 第6条（第62条第1項及び第2項において準用する場合を含む。），第10条第1項又は第12条（第62条第1項において準用する場合を含む。）の規定に違反した者

二 第7条第1項から第3項までの規定による禁止に違反した者

三 第54条第1項（第62条第1項及び第3項において準用する場合を含む。）の規定による厚生労働大臣若しくは都道府県知事（第66条の規定により読み替えられる場合は，市長又は区長。以下この号において同じ。）の命令若しくは第54条第2項（第62条第1項及び第3項において準用する場合を含む。）の規定による内閣総理大臣若しくは都道府県知事の命令に従わない営業者（第62条第3項に規定する食品を供与する者を含む。）又は第55条（第62条第1項及び第3項において準用する場合を含む。）の規定による処分に違反して営業を行つた者

② 前項の罪を犯した者には，情状により懲役及び罰金を併科することができる。

第81条 次の各号のいずれかに該当する者は，これを3年以下の懲役又は300万円以下の罰金に処する。

一 第6条（第68条第1項及び第2項において準用する場合を含む。），第10条第1項又は第12条（第68条第1項において準用する場合を含む。）の規定に違反した者

二 第7条第1項から第3項までの規定による禁止に違反した者

三 第59条第1項（第68条第1項及び第3項において準用する場合を含む。）の規定による厚生労働大臣若しくは都道府県知事（第76条の規定により読み替えられる場合は，市長又は区長。以下この号において同じ。）の命令若しくは第59条第2項（第68条第1項及び第3項において準用する場合を含む。）の規定による内閣総理大臣若しくは都道府県知事の命令に従わない営業者（第68条第3項に規定する食品を供与する者を含む。）又は第60条（第68条第1項及び第3項において準用する場合を含む。）の規定による処分に違反して営業を行つた者

② （略）

第72条 第13条第2項（第62条第1項及び第2項において準用する場合を含む。）若しくは第3項，第16条（第62条第1項及び第3項において準用する場合を含む。），第19条第2項（第62条第1項において準用する場合を含む。），第20条（第62条第1項において準用する場合を含む。）又は第52条第1項（第62条第1項において準用する場合を含む。）の規定に違反した者は，2年以下の懲役又は200万円以下の罰金に処する。

② 前項の罪を犯した者には，情状により懲役及び罰金を併科することができる。

第82条 第13条第2項（第68条第1項及び第2項において準用する場合を含む。）若しくは第3項，第16条（第68条第1項及び第3項において準用する場合を含む。），第19条第2項（第68条第1項において準用する場合を含む。），第20条（第68条第1項において準用する場合を含む。）又は第55条第1項（第68条第1項において準用する場合を含む。）の規定に違反した者

は，2年以下の懲役又は200万円以下の罰金に処する。
② （略）

第73条 次の各号のいずれかに該当する者は，これを1年以下の懲役又は100万円以下の罰金に処する。
一 第10条第2項，第11条，第18条第2項（第62条第1項及び第3項において準用する場合を含む。若しくは第3項，第25条第1項（第62条第1項及び第3項において準用する場合を含む。），第26条第4項（第62条第1項において準用する場合を含む。）又は第58条第1項（第62条第1項において準用する場合を含む。）の規定に違反した者
二 第9条第1項（第62条第1項において準用する場合を含む。）又は第17条第1項（第62条第1項及び第3項において準用する場合を含む。）の規定による禁止に違反した者
三 第40条第1項の規定に違反して，その職務に関して知り得た秘密を漏らした者
四 第51条（第62条第1項及び第3項において準用する場合を含む。）の規定による基準又は第52条第3項（第62条第1項において準用する場合を含む。）の規定による条件に違反した者
五 第56条（第62条第1項及び第3項において準用する場合を含む。）の規定による都道府県知事（第66条の規定により読み替えられる場合は，市長又は区長）の命令に従わない営業者（同項に規定する食品を供与する者を含む。）又は第56条（第62条第1項及び第3項において準用する場合を含む。）の規定による処分に違反して営業を行つた者

第83条 次の各号のいずれかに該当する者は，これを1年以下の懲役又は100万円以下の罰金に処する。
一 第10条第2項，第11条，第18条第2項（第68条第1項及び第3項において準用する場合を含む。）若しくは第3項，第25条第1項（第68条第1項及び第3項において準用する場合を含む。），第26条第4項（第68条第1項において準用する場合を含む。）又は第63条第1項（第68条第1項において準用する場合を含む。）の規定に違反した者
二 第9条第1項（第68条第1項において準用する場合を含む。）又は第17条第1項（第68条第1項及び第3項において準用する場合を含む。）の規定による禁止に違反した者
三 （略）
四 第54条（第68条第1項及び第3項において準用する場合を含む。）の規定による基準又は第55条第3項（第68条第1項において準用する場合を含む。）の規定による条件に違反した者
五 第61条（第68条第1項及び第3項において準用する場合を含む。）の規定による都道府県知事（第76条の規定により読み替えられる場合は，市長又は区長）の命令に従わない営業者（同項に規定する食品を供与する者を含む。）又は第61条（第68条第1項及び第3項において準用する場合を含む。）の規定による処分に違反して営業を行つた者

第74条 第43条の規定による業務の停止の命令に違反した場合には，その違反行為をした登録検査機関の役員又は職員は，1年以下の懲役又は100万円以下の罰金に処する。

第84条 （略）

第75条 次の各号のいずれかに該当する者は，これを50万円以下の罰金に処する。
一 第28条第1項（第62条第1項及び第3項において準用する場合を含む。）の規定による当該職員の臨検検査又は収去を拒み，妨げ，又は忌避した者
二 第28条第1項（第62条第1項及び第3項において準用する場合を含む。）の規定による報告をせず，又は虚偽の報告をした者
三 第27条又は第48条第8項（それぞれ第62条第1項において準用する場合を含む。）の規定による届出をせず，又は虚偽の届出をした者
四 第46条第2項の規定による命令に違反した者

第85条　次の各号のいずれかに該当する者は，これを50万円以下の罰金に処する。
一　第28条第1項（第68条第1項及び第3項において準用する場合を含む。）の規定による当該職員の臨検検査又は収去を拒み，妨げ，又は忌避した者
二　第28条第1項（第68条第1項及び第3項において準用する場合を含む。）の規定による報告をせず，又は虚偽の報告をした者
三　第27条，第48条第8項（それぞれ第68条第1項において準用する場合を含む。），第57条第1項又は第58条第1項の規定による届出をせず，又は虚偽の届出をした者
四　（略）

第76条　次の各号のいずれかに掲げる違反があつた場合には，その違反行為をした登録検査機関の役員又は職員は，50万円以下の罰金に処する。
一　第38条の許可を受けないで製品検査の業務の全部を廃止したとき。
二　第44条の規定に違反して同条に規定する事項の記載をせず，虚偽の記載をし，又は帳簿を保存しなかつたとき。
三　第47条第1項の規定による報告をせず，又は虚偽の報告をしたとき。
四　第47条第1項の規定による検査を拒み，妨げ，若しくは忌避し，又は同項の規定による質問に対して答弁をせず，若しくは虚偽の答弁をしたとき。

第86条　（略）

第77条　食品衛生管理者が第48条第3項に規定する職務を怠つたときは，当該施設においてその管理に係る食品又は添加物に関し第71条から第73条までの違反に該当する行為があつた場合において，その行為の態様に応じ各本条の罰金刑を科する。ただし，その食品衛生管理者がその行為を行つた者であるときは，この限りでない。

第87条　食品衛生管理者が第48条第3項に規定する職務を怠つたときは，当該施設においてその管理に係る食品又は添加物に関し第81条から第83条までの違反に該当する行為があつた場合において，その行為の態様に応じ各本条の罰金刑を科する。ただし，その食品衛生管理者がその行為を行つた者であるときは，この限りでない。

第78条　法人の代表者又は法人若しくは人の代理人，使用人その他の従業者が，その法人又は人の業務に関し，次の各号に掲げる規定の違反行為をしたときは，行為者を罰するほか，その法人に対して当該各号に定める罰金刑を，その人に対して各本条の罰金刑を科する。ただし，その人が食品衛生管理者として，前条の規定により罰金刑を科せられるべきときは，その人については，この限りでない。
一　第71条又は第72条（第13条第2項（第62条第1項及び第2項において準用する場合を含む。）又は第3項，第19条第2項（第62条第1項において準用する場合を含む。）及び第20条（第62条第1項において準用する場合を含む。）の規定に係る部分に限る。）　1億円以下の罰金刑
二　第72条（第13条第2項（第62条第1項及び第2項において準用する場合を含む。）又は第3項，第19条第2項（第62条第1項において準用する場合を含む。）及び第20条（第62条第1項において準用する場合を含む。）の規定に係る部分を除く。），第73条又は第75条　各本条の罰金刑

第88条　法人の代表者又は法人若しくは人の代理人，使用人その他の従業者が，その法人又は人の業務に関し，次の各号に掲げる規定の違反行為をしたときは，行為者を罰するほか，その法人に対して当該各号に定める罰金刑を，その人に対して各本条の罰金刑を科する。ただし，その人が食品衛生管理者として，前条の規定により罰金刑を科せられるべきときは，その人については，この限りでない。
一　第81条又は第82条（第13条第2項（第68条第1項及び第2項において準用する場合を含む。）又は第3項，第19条第2項（第68条第1項において準用する場合を含む。）及び第20

条（第68条第1項において準用する場合を含む。）の規定に係る部分に限る。）　1億円以下の罰金刑

二　第82条（第13条第2項（第68条第1項及び第2項において準用する場合を含む。）又は第3項，第19条第2項（第68条第1項において準用する場合を含む。）及び第20条（第68条第1項において準用する場合を含む。）の規定に係る部分を除く。），第83条又は第85条各本条の罰金刑

第79条　第39条第1項の規定に違反して財務諸表等を備えて置かず，財務諸表等に記載すべき事項を記載せず，若しくは虚偽の記載をし，又は正当な理由がないのに同条第2項各号の規定による請求を拒んだ者は，20万円以下の過料に処する。

第89条　（略）

附　則

第1条　この法律は，昭和23年1月1日から施行する。

第2条　次に掲げる法令は，廃止する。
一　飲食物その他の物品取締に関する法律（明治33年法律第15号）
二　飲食物その他の物品取締に関する法律及び有毒飲食物等取締令の施行に関する件（昭和22年厚生省令第10号）
三　飲食物営業取締規則（昭和22年厚生省令第15号）
四　牛乳営業取締規則（昭和8年内務省令第37号）
五　清涼飲料水営業取締規則（明治33年内務省令第30号）
六　氷雪営業取締規則（明治33年内務省令第37号）
七　人工甘味質取締規則（明治34年内務省令第31号）
八　メチールアルコール（木精）取締規則（明治45年内務省令第8号）
九　有害性著色料取締規則（明治33年内務省令第17号）
十　飲食物防腐剤，漂白剤取締規則（昭和3年内務省令第22号）
十一　飲食物用器具取締規則（明治33年内務省令第50号）

第3条　この法律の施行の際現に前条の規定による廃止前の飲食物その他の物品取締に関する法律に基づく命令の規定による営業の許可を受けて当該営業を営んでいる者は，当該営業が第52条第1項の規定により許可を必要とする営業である場合においては，これを同項の規定による許可を受けた者とみなす。

②　第52条第3項の規定は，前項の規定による許可について準用する。

附則（平成30年6月13日法律第46号）抄

（施行期日）

第1条　この法律は，公布の日〔平成30年6月13日〕から起算して2年を超えない範囲内において政令で定める日から施行する。ただし，次の各号に掲げる規定は，当該各号に定める日から施行する。
一　附則第11条及び第13条の規定公布の日
二　第1条の規定（食品衛生法の食品衛生法目次及び題名の改正規定，同法第6章の章名の改正規定，同章中第22条の前に2条を加える改正規定，同法第22条第1項及び第2項，第24条第2項第3号並びに第58条第1項の改正規定並びに同法第60条の次に1条を加える改正規定に限る。）公布の日から起算して1年を超えない範囲内において政令で定める日
三　第2条の規定，第3条中と畜場法第20条の改正規定並びに第4条中食鳥処理の事業の規制及び食鳥検査に関する法律第17条第1項第4号，第39条第2項及び第40条の改正規定並びに附則第8条〔中略〕の規定公布の日から起算して3年を超えない範囲内において政令で定める日

（食品等の輸入に関する経過措置）

第2条　第1条の規定（前条第2号に掲げる改正規定を除く。次条において同じ。）による改正後の食品衛生法（以下「新食品衛生法」という。）第11条第1項の規定については，この法律の施行の日（以下「施行日」という。）から起算し

て1年間は，適用しない。この場合において，同項に規定する厚生労働省令で定める食品又は添加物を販売（食品衛生法第5条に規定する販売をいう。附則第4条において同じ。）の用に供するために輸入する者は，同項に規定する厚生労働大臣が定める国若しくは地域又は施設において製造し，又は加工された食品（同法第4条第1項に規定する食品をいう。次条において同じ。）又は添加物（同法第4条第2項に規定する添加物をいう。）を輸入するよう努めなければならない。

（総合衛生管理製造過程の承認に関する経過措置）

第3条 この法律の施行の際現に第1条の規定による改正前の食品衛生法（以下この条及び附則第5条において「旧食品衛生法」という。）第13条第1項の承認に係る同項に規定する総合衛生管理製造過程を経た食品の製造又は加工については，当該承認の有効期間（旧食品衛生法第14条第1項に規定する有効期間をいう。）の満了の日までは，なお従前の例による。この場合において，旧食品衛生法第13条第6項中「第11条第1項」とあるのは，「食品衛生法等の一部を改正する法律（平成30年法律第46号）第1条の規定による改正後の食品衛生法第13条第1項」と読み替えるものとする。

（器具及び容器包装の規制に関する経過措置）

第4条 この法律の施行の際現に販売され，販売の用に供するために製造され，若しくは輸入され，又は営業（食品衛生法第4条第7項に規定する営業をいう。）上使用されている器具（同条第4項に規定する器具をいう。）及び容器包装（同条第5項に規定する容器包装をいう。）については，新食品衛生法第18条第3項及び第50条の4（第2条の規定の施行の日（以下「第3号施行日」という。）以後にあっては，同条の規定による改正後の食品衛生法（以下「第3号新食品衛生法」という。）第53条）の規定は，適用しない。

（公衆衛生上必要な措置に関する経過措置）

第5条 新食品衛生法第50条の2第2項（第3号施行日以後にあっては，第3号新食品衛生法第51条第2項）に規定する公衆衛生上必要な措置については，施行日から起算して1年間は，旧食品衛生法第50条第2項の規定により定められた基準によることとする。

第6条 第3条の規定（附則第1条第3号に掲げる改正規定を除く。以下この項において同じ。）による改正後のと畜場法（次項及び附則第11条第1項第2号において「新と畜場法」という。）第6条第2項に規定する公衆衛生上必要な措置については，施行日から起算して1年間は，第3条の規定による改正前のと畜場法（次項において「旧と畜場法」という。）第6条の規定により定められた基準によることとする。

② 新と畜場法第9条第2項に規定する公衆衛生上必要な措置については，施行日から起算して1年間は，旧と畜場法第9条の規定により定められた基準によることとする。

第7条 第4条の規定（附則第1条第3号に掲げる改正規定を除く。以下この条において同じ。）による改正後の食鳥処理の事業の規制及び食鳥検査に関する法律（附則第11条第1項第3号において「新食鳥処理法」という。）第11条第2項に規定する公衆衛生上必要な措置については，施行日から起算して1年間は，第4条の規定による改正前の食鳥処理の事業の規制及び食鳥検査に関する法律第11条の規定により定められた基準によることとする。

（営業の届出に関する経過措置）

第8条 第2条の規定の施行の際現に第3号新食品衛生法第57条第1項の規定による届出をしなければならない営業（同項に規定する営業をいう。次条において同じ。）を営んでいる者は，同項の規定にかかわらず，第3号施行日から起算して6月を経過する日までに，同項の規定による届出をしなければならない。

（施行前の準備）

第9条 営業を営もうとする者は，第3号施行日前においても，第3号新食品衛生法第57条第1項の規定の例により，都道府県知事（地域保健法（昭和22年法律第101号）第5条第1項の政令で定める市又は特別区にあっては，市長又

は区長）に届出をすることができる。この場合において，当該届出をした者は，第3号施行日において第3号新食品衛生法第57条第1項の規定による届出をしたものとみなす。

（処分，手続等に関する経過措置）

第10条 この法律（附則第1条第3号に掲げる規定にあっては，当該規定。附則第12条において同じ。）の施行前に改正前のそれぞれの法律（これらに基づく命令を含む。以下この条において同じ。）の規定によってした処分，手続その他の行為であって，改正後のそれぞれの法律の規定に相当の規定があるものは，この附則に別段の定めがあるものを除き，改正後のそれぞれの法律の相当の規定によってした処分，手続その他の行為とみなす。

（国民の意見の聴取等）

第11条 厚生労働大臣は，施行日前においても，次に掲げる場合には，その趣旨，内容その他の必要な事項を公表し，広く国民の意見を求め，又は食品安全委員会の意見を聴くことができる。

一　新食品衛生法第50条の2第1項又は第50条の3第1項の厚生労働省令を定めようとするとき。

二　新と畜場法第6条第1項又は第9条第1項の厚生労働省令を定めようとするとき。

三　新食鳥処理法第11条第1項の厚生労働省令を定めようとするとき。

② 厚生労働大臣は，施行日前においても，新食品衛生法第8条第1項の規定により同項に規定する指定成分等を指定しようとするとき，又は新食品衛生法第18条第3項ただし書に規定する人の健康を損なうおそれのない量を定めようとするときは，その趣旨，内容その他の必要な事項を公表し，広く国民の意見を求め，又は食品安全委員会若しくは薬事・食品衛生審議会の意見を聴くことができる。

③ 厚生労働大臣は，第3号施行日前においても，第3号新食品衛生法第54条の厚生労働省令を定めようとするときは，その趣旨，内容その他の必要な事項を公表し，又は広く国民の意見を求めることができる。

（罰則に関する経過措置）

第12条 この法律の施行前にした行為及び附則第5条から第7条までに規定する場合におけるこの法律の施行後にした行為に対する罰則の適用については，なお従前の例による。

（政令への委任）

第13条 附則第2条から前条までに規定するもののほか，この法律の施行に伴い必要な経過措置（罰則に関する経過措置を含む。）は，政令で定める。

（検討）

第14条 政府は，この法律の施行後5年を目途として，この法律による改正後のそれぞれの法律の規定について，その施行の状況等を勘案しつつ検討を加え，必要があると認めるときは，その結果に基づいて必要な措置を講ずるものとする。

別表（第33条関係）

理化学的検査	一　遠心分離機 二　純水製造装置 三　超低温槽 四　ホモジナイザー 五　ガスクロマトグラフ 六　ガスクロマトグラフ質量分析計（食品に残留する農薬取締法第1条の2第1項に規定する農薬の検査を行う者に限る。） 七　原子吸光分光光度計 八　高速液体クロマトグラフ	次の各号のいずれかに該当すること。 一　学校教育法に基づく大学（短期大学を除く。），旧大学令に基づく大学又は旧専門学校令に基づく専門学校において医学，歯学，薬学，獣医学，畜産学，水産学，農芸化学若しくは応用化学の課程又はこれらに相当する課程を修めて卒業した後，1年以上理化学的検査の業務に従事した経験を有する者であること。 二　学校教育法に基づく短期大学（同法に基づく専門職大学の前期課程を含む。）又は高等専門学校において工業化学の課程又はこれに相当する課程を修めて卒業した後（同法に基づく専門職大学の前期課程にあつては，修了した後），3年以上理化学的検査の業務に従事した経験を有する者であること。 三　前2号に掲げる者と同等以上の知識経験を有すること。	4名
細菌学的検査	一　遠心分離機 二　純水製造装置 三　超低温槽 四　ホモジナイザー 五　乾熱滅菌器 六　光学顕微鏡 七　高圧滅菌器 八　ふ卵器	次の各号のいずれかに該当すること。 一　学校教育法に基づく大学（短期大学を除く。），旧大学令に基づく大学又は旧専門学校令に基づく専門学校において医学，歯学，薬学，獣医学，畜産学，水産学，農芸化学若しくは生物学の課程又はこれらに相当する課程を修めて卒業した後，1年以上細菌学的検査の業務に従事した経験を有する者であること。 二　学校教育法に基づく短期大学（同法に基づく専門職大学の前期課程を含む。）又は高等専門学校において生物学の課程又はこれに相当する課程を修めて卒業した後（同法に基づく専門職大学の前期課程にあつては，修了した後），3年以上細菌学的検査の業務に従事した経験を有する者であること。 三　前2号に掲げる者と同等以上の知識経験を有すること。	4名
動物を用いる検査	一　遠心分離機 二　純水製造装置 三　超低温槽 四　ホモジナイザー	次の各号のいずれかに該当すること。 一　学校教育法に基づく大学（短期大学を除く。），旧大学令に基づく大学又は旧専門学校令に基づく専門学校において医学，歯学，薬学，獣医学，畜産学，水産学，農芸化学若しくは生物学の課程又はこれらに相当する課程を修めて卒業した後，1年以上動物を用いる検査の業務に従事した経験を有する者であること。 二　学校教育法に基づく短期大学（同法に基づく専門職大学の前期課程を含む。）又は高等専門学校において生物学の課程又はこれに相当する課程を修めて卒業した後（同法に基づく専門職大学の前期課程にあつては，修了した後），3年以上動物を用いる検査の業務に従事した経験を有する者であること。 三　前2号に掲げる者と同等以上の知識経験を有すること。	3名

●食品衛生法等の一部を改正する法律案に対する附帯決議

［平成30年4月12日　参議院厚生労働委員会］

政府は，本法の施行に当たり，次の事項について適切な措置を講ずるべきである。

一　広域的な食中毒事案への対応に当たっては，感染症部局，農林水産部局を含めた関係機関の連携，運営，緊急時の対応，情報の共有・発信等の方法について指針を示すなど，広域連携協議会が効果的に機能するよう，必要な措置を講ずること。

二　HACCPに沿った衛生管理の制度化に向け，丁寧な情報提供及び周知の徹底を行うこと。特に，取り扱う食品の特性に応じた取組を実施することとなる営業者に関しては，早期にその対象事業者を明らかにするとともに，食品等営業者の多くが経営基盤の弱い中小事業者である実情に鑑み，十分な準備期間を設け，その取組に新たなコスト負担が生じることのないよう万全を期すとともに，HACCPに基づく衛生管理と同等の水準が確保されるよう十分な支援を行うこと。

三　いわゆる「健康食品」による健康被害の防止の観点から，製造工程管理による安全性確保の徹底等，製造段階における危害発生防止対策を強化するとともに，「健康食品」一般に関する正しい知識の普及啓発に努めること。また，テレビ等を通じた無店舗販売の増加の状況に鑑み，広告表示の在り方等を含め，適切な措置の検討を行うこと。さらに，健康被害を生じた消費者が医療機関を受診する際に，「健康食品」の使用の有無を確認する方策について，検討を行うこと。

四　食品用器具・容器包装におけるポジティブリスト制度の導入に当たっては，食品健康影響評価を踏まえた規格基準を計画的に策定する等，法の円滑な施行に万全を期すこと。また，合成樹脂以外の材質についても，リスクの程度や国際的な動向を踏まえ，ポジティブリスト化について検討すること。

五　食品の自主回収情報の届出・報告については，事務手続の効率化や迅速な情報提供につながるよう，全国共通のシステムの構築を図ること。また，アレルゲン，消費期限等安全性に関わる食品表示法違反による回収情報の届出の義務化についても早急に検討し，その結果に基づいて所要の措置を講ずること。

六　営業許可制度の見直し及び営業届出制度の創設に当たっては，都道府県等及び事業者の負担を考慮し，その申請・届出に当たり簡便な手続の仕組みを構築すること。

七　本法の円滑な実施のため，都道府県等における食品衛生行政の体制強化及び充実に努め，食品衛生監視員の人員の確保等を始めとした必要な措置を講ずること。

八　食品の安全を高める観点から，食品添加物の指定については，国際標準との整合性を考慮しつつ，国民の健康の保護を最優先に，科学的根拠に基づきリスク評価及びリスク管理を行うこと。また，遺伝子組換え食品に関しては，「遺伝子組換えでない」表示の要件の厳密化を図るとともに，ゲノム編集技術等，新たな育種技術を活用した食品の規

制の在り方について検討すること。
右決議する。

●食品衛生法改正懇談会取りまとめ

[2017年11月15日
食品衛生法改正懇談会]

1. はじめに

○ 当懇談会は，近年の食品安全をめぐる環境変化を踏まえ，「食品衛生管理の国際標準化に関する検討会」や「食品用器具及び容器包装の規制に関する検討会」での検討結果を踏まえつつ，幅広い観点から，中長期的に取り組むべき事項を含め，食品衛生法の改正の方向性等の検討を行うために参集された。

平成29年9月から11月にかけて5回にわたり開催し，食品衛生法に基づく食品衛生規制全般にわたる議論を行い，その結果を以下のとおり取りまとめ報告するものである。

2. 食品衛生法改正の基本的考え方

（平成15年改正の意義）

○ 食品衛生法については，これまでも，その時々に発生した食品に関する問題等に対応するための改正が逐次されてきており，直近で最後の見直しは平成15年に行われている。

当時は，平成13年に発生したBSE（牛海綿状脳症）問題によって，我が国の食品の安全性に関する危機管理体制の在り方や，情報開示の不徹底などについての課題が浮き彫りとなったこと，また，平成14年に中国産冷凍ほうれんそうに基準値を超過した残留農薬が相次いで見つかったことなどにより，国民の食の安全に対する不安が高まった。

このため，食品の安全性に関するリスク評価を行う食品安全委員会が内閣府に新たに設置され，消費者の健康保護を基本として，包括的な食品の安全性を確保することを目的として，平成15年に食品安全基本法が制定された。これに併せて，食品衛生法も，

- 国民の健康の保護の観点から，目的や国等の責務を明確化
- 残留農薬に係るポジティブリストの導入，輸入食品，国内流通食品に対する監視の強化
- リスクコミュニケーションの体制の強化

等を内容とする改正が行われた。

○ 食品安全基本法制定によって，食品安全行政にリスクアナリシスの考え方が導入され，食品に含まれる危害要因により，人の健康へ悪影響を及ぼすリスクについて，科学的に分析し，適切に評価，管理する仕組みが構築された。また，食品安全基本法の制定と食品衛生法改正を通じて，消費者を含む関係者がそれぞれの立場から相互に情報や意見交換を行うことなどを通して食品安全行政へ参画するというリスクコミュニケーションの考え方が導入された。

○　この結果，食品安全の規制が強化されるとともに，各種取組の決定やその実施の過程を，より整合的かつ透明性の高いものとすることにより，食品衛生行政への信頼を高めることができたと評価できる。とりわけ，国内外で使用が認められている農薬ごとの残留基準を個別に設定するポジティブリスト制度の導入は，食品の安全性確保の面で大きな前進と評価できる。

（近年の状況変化）
○　平成15年から現在まで，約15年の歳月が流れたが，食品を取り巻く環境は目まぐるしく変化してきている。

　具体的には，少子高齢化の進行や，働き方の多様化等により，食事をする基本的な単位である「世帯」の構造が変化している。単身世帯や，共働き世帯，高齢者世帯などが増加傾向にあるが，これらの世帯では，調理食品や外食・中食へのニーズが高い傾向にある。

　さらに，国民一人ひとりの食に対する志向そのものについても変化がみられる。例えば，生活習慣病の予防や，健康維持，健康寿命の延伸などの観点から，食生活も含めた国民全体の健康志向が高まっている。また，高齢者を中心として，いわゆる「健康食品」の利用が広がっており，恒常的にいわゆる「健康食品」を摂取している層も一定数存在する。

　また，一般に高齢者や子供は食中毒の罹患や重症化のリスクが高いことを踏まえると，食へのニーズの変化や高齢人口の割合の拡大が，近年下げ止まり傾向にある食中毒件数・患者数を押し上げていくことも懸念される。

　一方で，経済のグローバル化がますます進む中で，次々と経済連携協定（EPA）等が結ばれていることなどの背景もあり，我が国の食のグローバル化が一層進行している。我が国の食料自給率は概ね横ばいで推移しているが，輸入食品の届出件数は増加傾向にあり，特に，EPAを締結している国々からの輸入が多くなっている。

（食品衛生法改正の必要性）
○　以上のような食を取り巻く環境の変化などにより，我が国の食の安全に関する問題は依然として発生している。調理食品や外食・中食ニーズの増大もあり，カンピロバクターやノロウイルス，腸管出血性大腸菌（O157）などに由来する食中毒の発生件数は，依然として高い水準にあり，都道府県を越える広域的な食中毒事案も顕著である。また，いわゆる「健康食品」に起因する健康被害や食品への異物混入の事案は後を絶たない。

　さらに，食品衛生管理水準や容器包装の原材料の規格基準が国際標準と整合的でないといった指摘もある。特に，2020年（平成32年）に東京オリンピック・パラリンピック競技大会等の開催を控える我が国にとって，これらを国際的水準まで高めることは喫緊の課題である。

○　以上のような近年の状況を踏まえれば，当懇談会としては，昨今の食品衛生をめぐる現状と課題を踏まえながら，食品衛生法改正に直ちに取り組むことが必要と考える。

以下，具体的な食品衛生法改正の課題と方向性について整理する。

3. 健康被害の防止や食中毒等のリスク低減
(1) 食中毒対策
(食中毒の現状)
○ 食中毒対策については，規格基準の設定や，各種衛生規範，マニュアルを策定し，一般衛生管理や個別の食品に係る衛生管理について規制，指導を行ってきた。その結果，サルモネラ食中毒等について発生件数が減少するなどの一定の効果を挙げたが，ノロウイルス，カンピロバクター等による食中毒は依然として数多く発生しているほか，食中毒発生件数全体では近年下げ止まりの傾向が見られている。

(今後の対応の基本的方向)
○ 食へのニーズの変化や高齢者人口の割合の拡大により，現在下げ止まり傾向にある食中毒件数・患者数を押し上げていくことが懸念されることや，フードチェーンの多様化，都道府県を越える広域的な食中毒事案などを踏まえ，的確な食中毒対策を講じるべきである。

(消費者への注意喚起等の強化)
○ ノロウイルスは，調理従事者を介した食品の汚染が相当程度あることから，調理従事者の健康確認や体調不良者を調理に従事させない等の対策の徹底が重要である。また，カンピロバクターや腸管出血性大腸菌は，加熱や殺菌の不徹底による食中毒発生も少なくないことから，消費者への注意喚起や事業者への監視指導，情報提供等を適切に行うことが必要である。

その際，現行の食中毒統計では数字に表れない潜在的な患者がいることなど，科学的な推計値を活用して，実際の食中毒リスクがより身近であることについての国民の理解を深めることが重要である。

(フードチェーン全体を通じた衛生管理の向上)
○ また，食中毒対策においては，調理段階における対策だけでなく，フードチェーン全体を通じた衛生管理を向上させることが重要である。特に，カンピロバクターや腸管出血性大腸菌等は，と畜場や食鳥処理場における食肉処理の段階での食中毒菌汚染等も想定されることから，これらの段階での対策が重要である。また，ノロウイルスやカンピロバクターは，食中毒の発症に必要な菌数が他の食中毒の原因菌と比べて少ないことなど，定量的なリスク評価が重要である。さらに，対策に当たっては，効果をあげたサルモネラ対策や腸炎ビブリオ対策と同様，他の食中毒対策においても，生産段階とその後の段階の連携強化を図ることが必要である。

(関係機関等の連携強化)
○ 広域にわたる食中毒事案への対応については，厚生労働省と都道府県等の間及び都道府県等の間の連携や情報共有が一層円滑に行われる必要があり，そのための体制整備を図るべきである。
○ また，腸管出血性大腸菌やノロウイルス等は，人から人にうつる感染症的な側面もあるため，感染症対策との連携についても，必要な体制整備を検討すべきである。

(2) HACCPによる衛生管理の制度化

(HACCP導入の意義)
○ HACCP (Hazard Analysis and Critical Control Point) による衛生管理については，コーデックス委員会においてガイドラインが示されてから20年以上が経過し，先進国を中心に義務化が進められてきた。HACCPによる衛生管理は，我が国から輸出される食品の要件とされるなど，今や国際標準となっている。
○ HACCPによる衛生管理は，一般衛生管理を前提とし，事業者自らが食中毒菌汚染や異物混入等の危害要因を把握した上で，原材料の入荷から製品の出荷に至る全工程の中で，それらの危害要因を除去又は低減させるために特に重要な工程を管理し，これらを文書化することにより，製品の安全性を確保しようとする手法であり，食中毒等の食品事故防止や事故発生時の速やかな原因究明に役立つものである。

(HACCP導入に係る現状)
○ 我が国においても，食品衛生法に基づく総合衛生管理製造過程承認制度等をはじめとした各種施策により，HACCPの導入推進に取り組んできたが，中小規模事業者では依然として普及が進んでいない。また，食中毒や異物混入の防止，食品の輸出促進等の課題への対応や，東京オリンピック・パラリンピック競技大会の開催を控えているなどといった状況を踏まえると，HACCPの導入を更に推進していく必要がある。

(「食品衛生管理の国際標準化に関する検討会」における検討結果)
○ こうした観点から，検討会において，HACCPによる衛生管理の制度化に向けた検討が行われた。
　その最終とりまとめの中で，HACCPの制度化に当たっては，フードチェーン全体を通じた食品の安全性の更なる向上を図る観点から，食品の製造・加工，調理，販売等を行う全ての食品等事業者を対象とすることが適当としつつ，食品ごとの特性や事業者の状況等を踏まえた実現可能な方法で着実に取組を進めることが重要とされた。
○ 同最終とりまとめの中では，制度化に向け，次のような課題が挙げられている。
　①事業者においてHACCPに関する様々な誤解が生じており，普及の阻害要因となっていることから，正確な知識を分かりやすく伝えるとともに，HACCPによる衛生管理の導入によるフードチェーンを通じた食品の安全性の確保が必要との認識の共有を図る必要があること。

② コーデックスのガイドラインに基づくHACCPの7原則を要件とする基準Aを原則としつつ，7原則をそのまま実施することが困難な小規模事業者や一定の業種等については，基準Bによることを可能とすること。基準Bの範囲については，従業員数，対象食品や業種の特性等を踏まえ，実現可能性も十分に配慮して，総合的に検討を進める必要があり，また，食品の業態や特性に配慮し，衛生管理計画の策定が負担とならないよう，衛生管理計画のフォーマットを含めた基準Bの手順書の作成を推進する必要があること。
③ 国と都道府県等は，十分に連携を図りながら，事業者に対してきめ細かな支援を行っていくとともに，より効率的な支援を行うため，業界団体等との連携を図っていく必要があり，また，研修の充実等により食品衛生監視員の資質の向上を図り，体制強化に努める必要があること。
④ 規模にかかわらず，基礎的な知識を持つ人材，事業所で中心となって導入を進める人材，指導・助言ができる人材等，現場のニーズにあった人材の育成を図る必要があること。
⑤ HACCPに取り組むべき事業者を把握し，適切に監視指導を行うことで制度の定着を図るため，都道府県等が現行の営業許可対象事業者以外の事業者についても把握することができる仕組みを構築する必要があること。

（今後の対応）
○ 今後，この検討会で示された方向性等を十分に踏まえた上で，HACCPによる衛生管理の制度化に取り組むべきである。
○ 基準Bについては，当該業界の実態と特性を踏まえて業界団体が厚生労働省と調整して策定した業界ごとの手引書等を参考にして管理を行う多様なものであることを周知し，小規模事業者が前向きに取り組むことができるようにする必要がある。
○ さらに，HACCP導入への事業者の理解促進に当たっては，食品衛生法第61条に規定されている食品衛生推進員など民間人材の積極的な活用を検討するとともに，HACCPによる衛生管理に事業者が適切かつ積極的に取り組めるよう，米国のようなランク付けや消費者への理解促進等，事業者の意欲を引き出す仕組みについても検討すべきである。
○ なお，このHACCPによる衛生管理の制度化については，許可業種等の見直しとの関連性に留意するとともに，制度の施行に当たっては，事業者や自治体に混乱が生じないよう配慮し，そのための十分な準備期間を設ける必要がある。

(3) 農薬等・添加物・遺伝子組換え食品
（農薬，飼料添加物及び動物用医薬品をめぐる現状）
○ 食品衛生法では，食品の安全性の確保を目的としたリスク管理のため，最新の科学的知見に基づいた食品安全委員会によるリスク評価を踏まえ，厚生労働大臣が販売の用に供する食品等の規格基準の設定（残留農薬基準，食品添加物等）や審査（遺伝子組換え食品の安全性審査等）を行うこととされており，これに適合しない食品等の販売，製造，

輸入等は禁止されている。
○ 食品中に残留する農薬，飼料添加物及び動物用医薬品（以下「農薬等」という。）については，平成15年の食品衛生法改正により，国内外で使用されている原則全ての農薬等について残留基準値を設定し，残留基準値を超える食品の販売等を禁止する「ポジティブリスト制度」が導入されており，残留農薬等は一日摂取許容量（ADI：Acceptable Daily Intake）を超えない水準に管理されている。残留基準のない農薬等には，国内外問わず，原則0.01ppm以下という一律基準が適用されている。平成15年改正時点で国内登録がなく，残留基準値がなかった農薬等には，国内外における使用実態等を踏まえ，暫定基準が設定されており，順次，本基準への移行が進められているが，平成29年8月時点で399の農薬等が暫定基準のままとなっている。

（今後の対応）
○ ポジティブリスト導入時に設定した農薬等の暫定基準については，本基準への移行を促進することが必要である。
○ また，農薬については，ADIによる長期暴露評価に加え，平成26年12月から「急性参照用量（ARfD：Acute Reference Dose）」による短期暴露評価に基づいた基準の設定を進めているが，ARfDによる評価が行われていないものについて，ARfDを考慮した基準値の設定を行っていくことが必要である。
　さらに，残留基準の設定における食品分類を見直し，個別の食品ごとではなく，食品のグループ化を行うことにより，国際整合を推進する必要がある。

（食品添加物をめぐる現状）
○ 食品製造の過程や加工・保存の目的をもって使用される食品添加物は，食品衛生法第10条に基づき，厚生労働大臣が人の健康を損なうおそれのないものとして定めた指定添加物や，我が国において長い食経験があることを踏まえ，平成7年時点で国内で使用されていた既存添加物等のみが使用可能とされており，食品添加物公定書に規格基準が示されている。
○ また，一日摂取量調査（マーケットバスケット調査）により，食品添加物の実際の摂取量がADIを超過するおそれがないかどうかの確認を行っている。

（今後の対応）
○ 食品添加物については，今後とも，マーケットバスケット調査方式による年齢層別食品添加物の一日摂取量の調査等により我が国における食品添加物の摂取実態の把握に努めるとともに，食品添加物公定書改訂に向けた体制強化を図るべきである。また，新たな科学的知見の集積に応じたリスク評価，リスク管理の観点から，指定添加物の再評価についても検討する必要がある。
○ 既存添加物については，現在進められている安全性の評価・確認及び規格基準の策定の加速化を一層図る必要がある。

(遺伝子組換え食品をめぐる現状)
○ 遺伝子組換え食品については，食品衛生法第11条による告示に基づき，当該食品や当該食品を原材料に用いた食品等の輸入・販売等する際には，安全性審査を経た旨の公表がなされたものでなければならないとされている。
　また，それらを販売する際には，食品表示法に基づき表示する必要がある。

(今後の対応)
○ 近年，当該技術を用いた初の動物性食品など，これまで審査されたことのない種類の遺伝子組換え食品が開発されており，これらについても適切に安全性審査が行われる必要がある。
○ また，現行の遺伝子組換え食品の定義に該当しない可能性のあるゲノム編集技術等の新しい育種技術（NBT）を活用した食品の開発が進展しており，この技術を活用した食品の安全性を確保するための法規制上の取扱いについて，国際的な議論等を踏まえながら検討を行い，その検討状況については，早期の段階から適切に情報発信し，国民に丁寧に説明するべきである。

(4) 器具及び容器包装
(器具及び容器包装に対する現行規制)
○ 食品に用いられる器具及び容器包装は，食品衛生法に基づき，個別の規格基準を定めた物質についてのみ，使用の制限等を行う「ネガティブリスト制度」による規制がとられている。
　これに加え，業界団体の自主基準による管理等の取組によって，その安全性の確保が図られてきたが，ネガティブリストによる規制では，海外で使用が禁止されている物質であっても，個別の規格基準を定めない限り，規制することができない。
○ 一方，欧米等では，安全性を評価し，使用を認められた物質以外は使用を原則禁止するという仕組み（ポジティブリスト制度）による規制が導入されている。

(「食品用器具及び容器包装の規制に関する検討会」における検討結果)
○ 近年，様々な物質が開発され，製品が多様化する中で，国による一律の規制を定めて更なる安全性の確保を推進するとともに，国際整合性を図る観点から，検討会においてポジティブリスト制度の導入に関する検討がなされた。
○ 同検討会の取りまとめでは，ポジティブリスト制度を導入すべきとし，その制度化に向け，次のような課題が示された。
　①まずは合成樹脂をポジティブリスト制度の対象としつつ，他の材質については，材質ごとにリスクを踏まえ，制度の対象とする必要性や優先度の検討を行うこと。
　②ポジティブリスト制度の対象となる物質の範囲やリスク管理の方法については，諸外国や我が国の業界団体の取組を踏まえ，具体的に検討し，また，従来から使用されている既存物質は，一定の要件を満たす場合は引き続き使用可能となるよう配慮すること。

③ポジティブリストに適合する製品を製造するためには，管理対象物質の必要な情報が事業者間で伝達される仕組みの構築が必要であり，原材料の製造事業者についても，器具及び容器包装の製造事業者の求めに応じ適切な情報を提供する仕組みとすること。
④ポジティブリスト制度においては，製造工程における原材料の適正管理，意図しない物質の混入防止等の管理が必要であるため，適正な製造管理を制度として位置付けること。
⑤器具及び容器包装事業者の監視指導に当たっては，同事業者の把握と適切な監視指導の具体的方法が必要であるため，自治体が同事業者を把握するための届出等の仕組みを検討すること。

（第三者機関の活用に係る議論）
○ また，平成29年9月からは，「食品用器具及び容器包装の規制の在り方に関する技術検討会」が開催されており，同技術検討会においては，上記に加え，円滑な規格基準策定のための第三者機関の活用についても検討されている。

（今後の対応）
○ 今後，これらの検討会で示された方向性等を十分に踏まえた上で，ポジティブリスト制度の対象となる材質及び物質の具体的な範囲やリスク管理の具体的な仕組み，事業者間で伝達すべき具体的な情報の内容及びその伝達方法等の明確化や適正な製造管理，諸外国の制度や業界団体の取組を踏まえた具体的な製造管理基準等の策定，具体的な監視指導方法の仕組み，第三者機関の活用等について検討を行い，ポジティブリスト制度の導入に取り組む必要がある。

(5) いわゆる「健康食品」
（いわゆる「健康食品」の分類等）
○ 東京都や消費者委員会等が行ったアンケート調査によると，既に国民の半数程度が，体調や健康の維持，健康の増進，栄養の補給，病気の予防，美容，体重の減少，老化予防，病状の改善等の様々な目的で，いわゆる「健康食品」と称される食品を摂取しているとされ，摂取者は健康な成人だけでなく，高齢者，小児，妊婦，病者も少なくなく，今や国民生活に広く浸透している。
○ 人が口から摂取するものは，食品と医薬品（医薬部外品を含む。）に分けられ，いわゆる「健康食品」も食品に分類されるが，法律上の定義はなく，広く健康の保持増進に資する食品として販売・利用されるもの全般を指している。このようないわゆる「健康食品」には，現在，国の制度として，
  ・「特定保健用食品（個別許可制）」
  ・「栄養機能食品（自己認証制）」
  ・「機能性表示食品（届出制）」
が設けられているが，これら以外にも，特定の成分の含有等をうたった「健康食品」と

して市場に流通しているものも少なくない。
（注）「健康食品」については，法令上の明確な定義がなく，表示の制度である保健機能食品（特定保健用食品，栄養機能食品，機能性表示食品）及びその他の『いわゆる「健康食品」』を合わせて，「健康食品」と呼ぶことが多い（厚生労働省HPなど）。
しかしながら，本取りまとめでは，食品衛生上の観点から，市場に流通する健康食品全般について議論するため，保健機能食品も含めて，『いわゆる「健康食品」』と記載している。

（いわゆる「健康食品」の現状）

○　いわゆる「健康食品」は，医薬品のような科学的に厳密な効能効果が認められていないにもかかわらず，その広告等は，効能効果を暗示したキャッチコピーや利用者の体験談などを使って，間接的に効能効果を表現していることが多い。また，消費者の中には，いわゆる「健康食品」を医薬品のように誤解している者や「食品由来，天然・自然由来であれば安全である」「医薬品と異なり副作用がない」という誤った認識を持っている者も少なくない。しかしながら，食品であっても，一般的でない摂取方法や特定成分の過剰摂取により，身体に悪影響を及ぼす可能性がある。また，いわゆる「健康食品」の多くは，成分の含有量や製品全体の品質管理についての法的規制がなく，製品としての安全性や有効性の確認は製造者の自主性に委ねられていることから，安全性等の確保が明らかでないものが流通する可能性も排除できない。

○　食品衛生法第6条では，健康に危害を及ぼす有害・有毒な物質を含む食品の流通を禁止することができるとしているが，近年の科学技術の発展や輸入食品の多様化等により，食経験の無いものを摂取する可能性や，食経験があるものでも従前にはなかった方法で摂取する可能性が生じており，こうした問題には，第6条のみでは対応が困難である。

○　このため，食品衛生法第7条では，これまで食品としての食経験がないもの，又は食品としての食経験が一般にあるものであっても，従来の方法と著しく異なる方法で喫食される食品（例えば，果実として食していた食品の成分を濃縮してカプセル等とした食品）について，健康上の懸念が強く指摘され，食品衛生上の危害の発生を防止するため必要があると認めるときには，当該食品の流通を暫定的に禁止できることとしている。一方，当該措置は，営業の自由に対し大きな影響を与えるものであること等から制限的に運用されている。

○　このほか，厚生労働省の通知により，適正製造規範（GMP：Good Manufacture Practice）に基づく製造工程管理と原材料の安全性に関する自主点検について事業者への指導が行われているほか，国・地方自治体と医療機関等が連携し，健康被害に関する情報収集や，いわゆる「健康食品」の過去の健康被害事例等についての情報提供を行っている。

○　しかしながら，以上のような措置が講じられているにもかかわらず，いわゆる「健康食品」の摂取と関連する，又は関連が疑われる健康被害事例は依然として生じている。最近では，豊胸効果やアンチエイジング効果を謳ったプエラリア・ミリフィカを原材料

に含む製品を摂取した消費者から不正出血や月経不順等の多数の訴えが社会問題となり，厚生労働省から，製造管理（特定物質の成分分析等）の見直しや利用者に対する情報提供と被害情報の収集を促す通知が発出されたところである。

（今後の対応の基本的方向）
○　現行の制度では，いわゆる「健康食品」について，規格基準の設定や個別の製品の許可・認証等の事前規制がないため，今後もこうした健康被害事例が発生する可能性は否定できない。いわゆる「健康食品」による健康被害を未然に防止するために，法的措置による規制の強化も含めた実効性のある対策の検討を行うべきである。
○　その際，いわゆる「健康食品」には様々な形状の製品があるため，対策については，形状に囚われないことが重要であるが，一方で，対策の実効性の観点からは，規制目的と手段の均衡を図る観点から，リスクの高い成分を含む，又はカプセル・錠剤等の形状で抽出・濃縮等された特定の成分を多量に摂取する可能性がある食品に対象を限定することなども考慮すべきである。
○　さらに，長期的な課題として，EU等でNovel Food規制が採用されていることに鑑み，食経験のない食品や摂取方法（濃縮等）については上市前にリスク評価を行う仕組みを検討していく必要がある。
○　併せて，適切な規制に活用するためにも，行政がいわゆる「健康食品」の製造事業者を把握する仕組みも設ける必要がある。

（原材料の安全性に関する自主点検及びGMPに基づく製造工程管理の徹底）
○　原材料の安全性に関する自主点検やGMPに基づく製造工程管理については，厚生労働省が平成17年に通知で示したガイドラインに関し，現在，自主管理・自己点検すべきとされている事項の遵守を徹底することや，GMPに基づく製造工程管理による安全性の確保等を義務化することなど，より実効性のある仕組みを構築する必要がある。

（健康被害発生時の対応）
○　いわゆる「健康食品」に対して，食品衛生法第6条及び第7条が発動された事例は存在する。しかし，食品衛生法第6条に基づく流通禁止措置については，因果関係の検討にある程度の時間を要することや，事業者の営業の自由も考慮に入れる必要があることから，必ずしも機動的な運用が行えるものではない。

しかし，食品衛生法第7条に基づく暫定流通禁止措置については，いわゆる「健康食品」による被害拡大の防止のため必要と認められる場合には，食品と健康被害との間に高度な因果関係が認められない段階で当該食品の流通を禁止できるものであり，そのような観点から，柔軟かつ機動的に適用できるように規定又は運用を改善することが重要である。
○　さらに，被害情報の把握が適確に行われていない点についても改善が必要であり，事業者からの国への報告を義務化するなど，事業者や医療機関，地方自治体などを通じた

被害情報の収集体制を確立するとともに，収集した情報を適切に処理することが重要である。

さらに，収集した健康被害情報のうち，特に重篤と考えられるものについては，因果関係が明らかでなくとも，迅速に情報提供や注意喚起を行うことも検討すべきである。

（リスクコミュニケーションの強化）
○ いわゆる「健康食品」については，依然として誤った情報や消費者の健康食品に対する過大な期待が見られる。また，消費者の関心や販売者側からの情報提供も，デメリットよりも効能効果に着目しがちな傾向がある。こうした点を踏まえ，関係者が連携し，マスコミ等の協力を得ながら，適切な情報が消費者や事業者に確実に伝わるようにすることや，インターネット等に氾濫する情報について監視を行うことが重要である。その際，いわゆる「健康食品」は食品であって，医薬品のような効能効果はなく，医薬品の代わりではないという前提を特に強調すべきである。
○ なお，健康食品という呼称自体が消費者の誤解を生む一因でもあり，また法令上もいわゆる「健康食品」の明確な定義が存在しない。これらの見直しについても検討すべきである。

(6) 野生鳥獣肉の衛生管理
（野生鳥獣肉の衛生管理の現状）
○ 近年，野生鳥獣による農林水産業等に係る被害が深刻化してきていることから，野生鳥獣の捕獲数が増加しており，捕獲した野生鳥獣肉（ジビエ）の食品への利活用の増加が見込まれている。

しかしながら，イノシシやシカといった野生鳥獣は，牛や豚などの家畜と異なり，餌や飼養方法などの管理がされていないため，寄生虫やその他の病原微生物を保有している可能性がある。また，解体時に病気の有無等の検査が義務付けられておらず，これらの野生鳥獣由来の肉は，食品衛生上のリスクが高い食品と言える。

（今後の対応）
○ こうした野生鳥獣肉の安全性を確保するためには，野生鳥獣肉の処理施設への指導を推進するとともに，厚生労働省が定めている「野生鳥獣肉の衛生管理に関する指針（ガイドライン）」の遵守状況を向上させる必要がある。
○ また，厚生労働科学研究等を通じ，野生鳥獣肉のリスク評価や管理に資する科学的データの収集，整理，分析を行う必要がある。

4. 食品安全を維持するための仕組み

(1) 監視指導の体制

（食品安全の監視体制）

○ 食品衛生法に基づき，我が国に流通する食品等の安全性を確保するため，厚生労働省が監視指導に係る施策を立案し，国内に流通する食品等の監視指導を担う都道府県，保健所設置市及び特別区と相互に連携するとともに，検疫所が輸入食品の監視指導を実施し，有毒・有害の食品等や，食品衛生法に基づき定められた規格基準に適合しない食品等の販売を禁止するなどの取締りが行われている。

厚生労働省は，都道府県等が実施する監視指導の基本的な指針となる「食品衛生に関する監視指導の実施に関する指針」を定めるとともに，監視指導に係る施策を立案し，技術的助言や調整等を行うなどして，都道府県等と連携して，食品等の安全性確保に取り組んでいる。都道府県等においては，同指針に基づき，それぞれ食品衛生監視指導計画を作成するとともに，厚生労働省や他の都道府県等と連携し，夏期や年末における一斉取締り等の監視指導を実施している。

（今後の対応）

○ 近年の食品製造・加工・流通形態の多様化により，食品衛生監視員の重要性は，今後ますます高まっていくことが予想されるが，人員の確保や育成に苦慮し，食品衛生監視員に食品衛生以外の業務を兼任させている都道府県等が多いことを踏まえ，人材不足への対応についても検討するべきである。

○ 特に，自治体で利用可能な簡易・迅速・安価な試験法の積極的な開発を行うとともに，自治体の検査能力の向上・体制強化に向けた検討を行う必要がある。

(2) 営業許可及び営業届出

（営業許可制度の現状）

○ 飲食店営業等の公衆衛生に与える影響が著しい営業であって，食品衛生法施行令で定めるものの施設については，都道府県が条例で基準を定め，当該基準が定められた営業を営もうとする者は都道府県知事等の許可を受けなければならないとされている。食品衛生法においては，この営業許可以外に，営業の届出等を求める仕組みはないが，同令で定める営業以外についても，都道府県等が独自に条例で，営業許可又は営業の届出を求めることとしている場合がある。

（営業許可制度見直しの必要性）

○ 食品衛生法上の営業許可については，昭和47年までに現行の34業種が順次定められたが，その後，現在に至るまで見直しが行われておらず，近年の食品製造・加工・流通形態の多様化の影響もあり，現状の営業実態から乖離が生じている。また，許可分類が細分化されているため，取り扱う食品の種類により，1施設で複数の営業許可取得が求

められることが多いほか，許可の基準が都道府県等ごとにより異なる場合があり，事業者の負担になっていると指摘されている。
○ 他方，HACCPによる衛生管理の制度化を踏まえ，営業許可対象事業者以外の事業者についても，都道府県等が把握することができる仕組みの検討が必要になっている。

（今後の対応）
○ こうした状況を踏まえ，現行の営業許可制度について，食中毒リスクに応じたものにする等の合理性のある一定の判断基準を設けた上で，許可の対象を見直すとともに，許可対象事業者以外の事業者を対象とする届出制度を創設し，営業の実態に応じた分かりやすい仕組みを構築する必要がある。その際，業種の区分については，現行の区分や施設要件，各食品の特性なども踏まえて，可能な限り大くくりでまとめて整理するべきである。
○ 許可業種の見直しに当たっては，都道府県等への財政面での影響に配慮する必要がある。
　また，営業届出制度の創設に当たっては，都道府県等による営業実態の定期的な確認を行う必要があるため，都道府県等や事業者への負担に配慮し，届出事項を最小限とした上で電子申請・届出システムを活用するなど，容易に届出ができるよう工夫することが重要である。なお，電子申請・届出システムの整備に際しては，既存の都道府県等のシステムとの関係に留意すべきである。

(3) 食品リコール情報を把握する仕組みの構築
（現状と課題）
○ 食品衛生法に違反する食品については，食品衛生法に基づき，都道府県知事等が，事業者に対して，当該食品の回収等を命じることができることとされており，都道府県等の判断により，運用が行われている。
○ 当該命令によらずに，食品等事業者が自主的に食品の回収等を行う場合もあるが，その報告を求める仕組みは食品衛生法に規定されていない。
○ 一方，都道府県等の多くは，条例で，食品の自主回収報告を都道府県知事等に行うことを義務付けているほか，欧米においても食品を自主回収した場合等の対応に関しては法的根拠が設けられている。

（自主回収情報の把握に係る制度化）
○ こうした状況を踏まえ，食品の安全情報を国民に適切に提供する観点から，食品等事業者自らが製造・輸入等を行った製品について自主回収を行うとした場合の情報を国が把握する仕組みを構築する必要がある。その際，HACCPによる衛生管理計画の中にも自主回収の手順について定めることを検討すべきである。
○ また，報告を義務付ける対象の範囲や報告を行う基準について，例えば，食品衛生法違反食品や健康被害が生じている食品であることなどの基準を設け，明確にする必要がある。健康被害があるものの，回収に至っていない製品の情報提供についても併せて検

討するべきである。
　なお，アレルゲンや消費期限等の食品表示法違反により回収する場合も，報告を義務付ける必要がある。
○　回収情報を把握するに当たっては，事務手続の効率化の観点から，全国共通の報告システムの構築を検討すべきである。
○　報告された回収情報の国民への周知については，情報を一覧化できるようにするとともに，危害性等の種類や，情報の重要度が分かりやすいよう工夫するべきである。また情報提供の際には，既存データベースとの整合性や，国民の利用を促す工夫が必要。

(4) 輸入食品の安全性確保
(安全性確保対策の現状と課題)
○　輸入食品の安全性確保に当たっては，「輸入食品監視指導計画」や，政策評価に係る中長期的な目標を定めた上で，①輸出国段階，②輸入時（水際）段階，③国内流通段階の3段階で対策が実施されている。
○　これまで，輸入食品の安全性確保については，輸入時（水際）の検査をいかに充実させるかということが議論の中心であったが，近年のグローバル化により食品の輸出入が増加する中で，例えば米国やEUは，食肉，水産食品等の輸入について，HACCPによる衛生管理の実施を要件に追加するなど，輸出国段階での衛生管理対策に重点を置いた対策にシフトしている。

(輸出国段階の対策強化)
○　こうした状況を踏まえ，米国やEUと同様に，国内においてHACCPによる衛生管理がなされているものと同種の輸入食品については，HACCPによる衛生管理を要件とするなど，輸入時（水際）の衛生対策だけではなく，輸出国段階での衛生管理対策の強化を図る必要がある。
○　また，食品の中でも特に適切なリスク管理が求められる動物性食品のうち，食肉等については，現在，輸出国政府機関が発行した衛生証明書により，輸出国における検査や管理が適切に行われている旨を確認しているが，日EUEPAとの関係で輸入量の増加が見込まれる乳製品や生産地での衛生管理が重要な水産食品等についても，食肉等と同様に，輸出国政府機関が発行した衛生証明書を輸入の要件とすべきである。

(輸入時（水際）段階の対策の強化)
○　一方で，輸入食品の届出件数の増加を受けて，輸入時（水際）の検査を担う食品衛生監視員の人員確保については，輸入届出件数の増加に応じた増員とはなっていないため，引き続き，増員を図る必要がある。
○　また，輸入食品が今後更に増加する可能性があることを考慮し，検疫所職員の資質の向上，必要な職員や検査機器の確保等，適切な監視指導を徹底するための体制の整備を図る必要があるほか，民間の検査機関の積極的活用を検討することが必要である。

特に輸入前相談については，効率的な輸入食品の安全性確保につながっていることから，より一層の活用を図るべきである。
○ なお，輸入食品監視指導計画の策定に当たっては，単年度の業務計画だけではなく，人員確保も含め，中長期的な視点も持つことが重要であることに留意すべきである。

(5) 食品の輸出
（食品輸出に係る現状と課題）
○ 食品輸出額等は着実に増加している。輸出に当たっては，輸出先国の衛生要件を満たす必要があるところ，厚生労働省が輸出先国と協議した上で，衛生要件や手続を定め，都道府県等の衛生部局が，必要に応じて，施設の認定，衛生証明書の発行等の対応を行っている。
○ 積極的な食品の輸出促進という政府の方針もあり，都道府県等が行う施設の認定，監視指導，衛生証明書の発行等の事務は増加しているが，これらの輸出関連事務については，食品衛生法に具体的な根拠規定が存在しない。

（今後の対応）
○ 都道府県等での人員や予算確保が困難な要因になっていることを踏まえ，食品衛生法に必要な規定を設けることを検討する必要がある。
○ また，HACCPの制度化に係る取組を通じて，食品の輸出に携わる食品等事業者の国際競争力の向上が期待される中，円滑な輸出に資するため，引き続き，輸出手続の電子化による迅速化及び簡素化，検査経費等の削減等を含めた輸出先国との連携，強化を図る必要がある。

5. 食品安全に関する国民の理解促進
（リスクコミュニケーションの重要性）
○ リスクコミュニケーションとは，行政，消費者，事業者などの関係者が食品の安全に関する情報を共有した上で，それぞれの立場から意見を出し合い，お互いがともに考える土壌を築き上げ，その中で関係者間の信頼関係を醸成し，社会的な合意形成の道筋を探ろうというものである。
○ 食品安全基本法第13条では，リスクコミュニケーションについて，情報交換及び意見交換の促進に係る規定が設けられているほか，リスク管理（規制措置）を実施するための法律である食品衛生法においても，リスク管理に係るリスクコミュニケーションの実施として，基準設定等に際しての国民・住民からの意見聴取の規定等が設けられている。
○ これらの規定に基づく具体的な取組は，ホームページやTwitterによる情報発信，リーフレット等の作成及びシンポジウム形式での意見交換会の実施等多岐にわたっている。
行政が食品に係るリスク等を適切に発信するとともに，国民が食品に係るリスクを正しく理解することは食品安全上不可欠であり，リスクコミュニケーションの重要性はま

すます高まっている。

（対応の基本的方向）

○ しかしながら，「情報発信していることを知らなかった」，「内容が分かりにくい」，「そもそも興味がない」，「情報を探しにくい」等の国民からの意見があることを踏まえ，具体性を持った情報を含めることや，親しみを持たせた形で周知すること，適切にテーマを選定することなど，リスク等に関する情報を正しく消費者に伝えるため，発信方法と発信内容について更なる工夫が必要である。

特に，より多くの一般消費者が参加できるようにすることや，ガイドライン等も活用した事業者やマスコミ等への周知，関係省庁がより良く連携した取組を行う必要がある。

○ また，情報の発信だけではなく，意見交換等を実施し，国民が持つ食品衛生に関する不安や心配を聞き取り，食品衛生行政の更なる向上や情報発信に活かすべきである。

（今後の対応）

○ リスクコミュニケーションに関する具体的な課題としては，まず食中毒対策の強化として，鶏肉などの生食のリスクについて，未だに飲食店でも理解していないケースも多いため，一層の注意喚起が必要である。

ジビエなど食経験のばらつきがある食品やいわゆる「健康食品」も含めた新規の食品については，消費者・事業者ともに知識が十分でなく，危険性を認識していない場合があるため，例えば，ジビエについて，牛や豚等の一般の食肉と比較してリスクがどれだけ高いかなど，具体性を持った情報により周知する必要がある。

BSEについては歴史上の話となり，若者等では知識がないことが多いため，リマインドが必要であることにも留意すべきである。

春先から初夏の有毒植物，秋の毒キノコを誤って喫食することや，自家調理したふぐを喫食することによる食中毒が毎年多く発生していることから，これらについても，情報提供や注意喚起等を行う必要がある。

食品中の放射性物質については，検査結果等を踏まえた検査計画の見直しを行っていることなどの放射性物質対策や安全性情報の発信方法について，理解の促進のため，更なる工夫を図る必要がある。

添加物や農薬等を含めたマーケットバスケット調査が行なわれていることや，それぞれの物質においてADIを大きく下回っていること等についても分かりやすい形で周知するべき。

○ 行政から消費者に食品安全について注意喚起をする際には迅速に行うとともに，関係省庁によって用いる用語が異ならないようにするなど，分かりやすさに配慮する必要がある。

○ 加えて，健康に直ちに影響がないような食品が廃棄されている現状について，食品ロス削減の観点からも，まずはリスクコミュニケーションの課題として，社会全体の理解を促していく必要がある。

○ また，リスクコミュニケーションの一環として，インターネット等に出回っている情報の収集にも配慮するべきである。
○ そして，リスクコミュニケーションの強化を図るためには，食の安全に関する正しい情報の伝達や，意見集約を促進する役割を担うリスクコミュニケーターの人材育成を行うことも重要である。

6. おわりに

○ 本取りまとめにおいては，平成15年の食品衛生法改正後の食品を取り巻く環境変化を踏まえ，食品衛生規制全般の在り方について，食品衛生法の改正も念頭に置きながら，見直しの方向を取りまとめた。
○ 本報告書の提言の中には，中長期的な検討を要するものや法律改正を必要としないものなど，幅広い論点が含まれている。今後，この内容を踏まえ，厚生労働省において早急に検討を進め，関係事業者との調整や国民意見の聴取なども行いつつ，食品衛生法改正を含めて具体的な対応を計画的に進めることを求めたい。
○ また，この提言に基づく食品衛生規制の見直しは，食品衛生行政の大きな変更になり，食品衛生行政を実施する地方自治体や，関係事業者への影響も非常に大きいものとなることが予想される。厚生労働省においては，関係者が十全な準備を行うため，地方自治体や関係事業者への丁寧な説明や意見交換，必要な支援等を行うことが重要である。
○ さらに，食品衛生規制については，時代や国民のニーズの変化等に対応できるよう，制度改正の施行の数年後を目途として，その実施状況等を踏まえ検討を行うなどの定期的な検討も含めて，時宜に応じた点検・検討を行うことが必要である。
○ 食品の安全はすべての国民に関係する。本報告書を契機として，今回議論された食品の安全をめぐる様々な問題に関して国民的な議論が活発に行われることを期待したい。

食品衛生法改正懇談会　委員名簿	
氏名	所属・役職
朝倉　宏	国立医薬品食品衛生研究所食品衛生管理部長
浦郷　由季	一般社団法人全国消費者団体連絡会事務局長
大前　和幸	慶應義塾大学名誉教授
片野　緑	日本生活協同組合連合会組合員活動部グループマネージャー
◎川西　徹	国立医薬品食品衛生研究所長
○桑崎　俊昭	公益社団法人日本食品衛生協会専務理事
中村　重信	東京都福祉保健局健康安全部食品監視課長
花澤　達夫	一般財団法人食品産業センター専務理事
浜田　陽子	料理研究家／株式会社スタジオコーディー代表取締役
平沢　裕子	産経新聞東京本社　編集局　文化部　記者
森田　満樹	一般社団法人FOOD COMMUNICATION COMPASS代表
横田　明美	国立大学法人千葉大学大学院社会科学研究院准教授
|| 計12名

（◎は座長，○は座長代理。敬称略・50音順。）

●食品衛生法改正懇談会の開催経過

第1回　平成29年9月14日（木）
 (1) 懇談会の進め方について
 (2) 食品衛生法を取り巻く現状と課題について

第2回　平成29年9月20日（水）
 ○　食品衛生法を取り巻く現状と課題について

第3回　平成29年10月4日（水）
 ○　食品衛生法の課題等に関する主な指摘事項について

第4回　平成29年10月13日（金）
 ○　食品衛生法の課題等に関する主な指摘事項について

第5回　平成29年11月8日（水）
 ○　取りまとめ

●食品衛生管理の国際標準化に関する検討会最終とりまとめ

[平成28年12月]

〈検討会の経緯〉

平成28年3月7日	第1回	HACCPを取り巻く国内外の現状説明 議論のポイントの討議・整理
平成28年4月22日	第2回	HACCPを取り巻く国内外の現状説明 議論のポイントの討議・整理
平成28年5月23日	第3回	業界団体からのヒアリング,討議
平成28年6月15日	第4回	業界団体からのヒアリング,討議
平成28年7月13日	第5回	業界団体からのヒアリング,討議
平成28年8月22日	第6回	業界団体からのヒアリング,討議
平成28年9月9日	第7回	業界団体からのヒアリング,討議
平成28年9月20日	第8回	「中間とりまとめ骨子(案)」に関する討議
平成28年10月17日から 　　11月15日まで		「中間とりまとめ」に関する意見募集
平成28年12月14日	第9回	「最終とりまとめ(案)」に関する討議
平成28年12月26日		「最終とりまとめ」公表

〈構成員名簿〉

(50音順,敬称略)

五十君　靜信(座長)	東京農業大学応用生物科学部生物応用化学科教授
内堀　伸健	日本生活協同組合連合会・総合品質保証担当
川崎　一平	(一財)食品産業センター技術環境部長
岸田　一男	(公社)日本輸入食品安全推進協会理事(株式会社 明治 執行役員)
桑﨑　俊昭	(公社)日本食品衛生協会専務理事
河野　康子	(一社)全国消費者団体連絡会事務局長
関根　吉家	(一社)日本能率協会審査登録センターシステム審査部技術部長
土谷　美津子	イオン株式会社
中嶋　康博	東京大学大学院農学生命科学研究科教授
中村　重信	東京都福祉保健局健康安全部食品監視課長
山口　由紀子	相模女子大学人間社会学部社会マネジメント学科教授

〈オブザーバー〉

農林水産省食料産業局食品製造課食品企業行動室
国立医薬品食品衛生研究所食品衛生管理部

I　はじめに

　食品の衛生管理へのHACCP（ハサップ：Hazard Analysis and Critical Control Point）の導入については，平成5年に食品の国際規格を定めるコーデックス委員会（国際連合食糧農業機関（FAO）及び世界保健機関（WHO）により設置された国際的な政府間組織）において，ガイドラインが示されてから20年以上が経過し，先進国を中心に義務化が進められてきた。HACCPによる衛生管理は，我が国から輸出する食品にも要件とされるなど，今や国際標準となっている。

　HACCPによる衛生管理とは，食品等事業者自らが食中毒菌汚染や異物混入等の危害要因（ハザード）を把握した上で，原材料の入荷から製品の出荷に至る全工程の中で，それらの危害要因を除去又は低減させるために特に重要な工程を管理し，製品の安全性を確保しようとする手法である。HACCPによる衛生管理は，それぞれの事業者が使用する原材料，製造方法等に応じて自ら策定し，実行するため，従来の一律の衛生管理基準による手法よりも，合理的で有効性が高い手法である。

　ただし，HACCPによる衛生管理はこれまでの衛生管理と全く異なるものではなく，これまでの衛生管理を基本としつつ，科学的な根拠に基づき，HACCPの原則に則して体系的に整理し，食品の安全性確保の取組を「見える化」しようとするものである。

　HACCPによる衛生管理は，食品の安全性の向上につながることはもちろん，食品の提供に際して，食中毒等の食品事故の防止や，事故発生時の速やかな原因究明に役立つものであり，食品を提供する事業者にとってもメリットが大きく，同時に消費者のメリットにもつながるものと考えられる。

　我が国では，これまで，食品衛生法に基づく規格基準等，各種の衛生規範，大量調理施設衛生管理マニュアル，ガイドライン等に基づき，食品や業態の特性に応じて衛生管理の向上に取り組むとともに，平成7年以降は「総合衛生管理製造過程承認制度」をはじめ，様々な施策により，HACCPの普及を図り，大規模事業者を中心に普及が進んできた。一方，中小事業者については，「食品製造におけるHACCPによる工程管理の普及のための検討会」提言（平成27年3月）に基づく普及策を進めているが，依然として，その普及が課題となっている。

　こうした取組によって，国内の食品の安全性の確保が図られてきたが，国内での食中毒の発生状況は，厚生労働省による食中毒統計調査では年間で事件数では約1000件，患者数では約2万人で推移しており，近年下げ止まりの傾向が見られている。

　厚生労働科学研究によれば，臨床検査施設での検査結果等から推定されたサルモネラ等の食品媒介感染症被害実態は，食中毒統計の100～1000倍ともされ，今後，高齢化人口の割合の増加に伴って，食中毒リスクが高まっていくことも懸念される。また，ここ数年の状況をみると，ガラスや金属等の危害性のある異物混入等による食品回収事例の告知件数が増加傾向にある。

　こうした状況に対応し，国内の食品の安全性の更なる向上を図るためには，これまでの衛生管理の取組に加え，事業者自らが食中毒菌汚染や異物混入等の危害要因を把握し，特

に重要な工程を管理することによって結果としてそれらの危害要因を食品衛生上問題の無いレベルにまで除去又は低減させ，これらを文書化するHACCPによる衛生管理を更に広く定着させていく必要がある。

また，一部の食品製造事業者や輸出用食品の製造事業者だけが取り組むのではなく，フードチェーン全体でHACCPによる衛生管理に取り組むことによって，原材料の受け入れから製造，加工，販売に至るまで，各段階で関わる食品等事業者のそれぞれの衛生管理の取組・課題が明確化されることとなる。これにより，フードチェーン全体の衛生管理が「見える化」され，我が国の食品全体の安全性の向上につながるものと考えられる。

一方で，近年の食品流通の更なる国際化や，食品製造の現場での外国人労働者の増加，訪日外国人観光客の増加，さらには平成32年の東京オリンピック・パラリンピックの開催等を見据えると，我が国の食品衛生管理の水準が国際的に見ても遜色のないものであることを，国内外に示していく必要性が高まっている。

こうした状況を踏まえると，諸外国でも導入が進められ，食品の衛生管理の国際標準となっているHACCPによる衛生管理について，制度として位置付け，定着を図っていくことが必要である。

その際，食品ごとの特性や，事業者の状況等を踏まえつつ，実現可能な方法で着実に取組を進めていくことが重要である。

なお，依然として多くの食中毒の原因が，現在の規制で定められている一般衛生管理の実施の不備によるものであり，施設設備，機械器具等の衛生管理，食品取扱者の健康や衛生の管理等の一般衛生管理についても，着実に取り組んでいくことが，食品の安全性を確保するためには不可欠である。

こうした観点から，国内や諸外国の現状等を踏まえつつ，我が国におけるHACCPによる衛生管理の制度のあり方について，業界団体からのヒアリングを行いつつ，これまで計8回の議論を重ねた結果について，平成28年10月に中間的にとりまとめた。

この中間とりまとめについて，平成28年10～11月に国民から意見募集を行い，その結果を踏まえて，更に議論を行い，最終とりまとめを行った。

Ⅱ　HACCPを取りまく現状とこれまでの施策の検証

1．国内の現状とこれまでの施策の検証

(1)　我が国のHACCPに関連する制度等としては，食品衛生法に基づく総合衛生管理製造過程承認制度や，HACCPによる衛生管理の基準（食品衛生法に基づく管理運営基準（ガイドライン）（従来型の衛生管理基準との選択制）等），食品の製造過程の管理の高度化に関する臨時措置法（HACCP支援法），国の輸出認定の仕組み（対米国・対EU（欧州連合）等に向けた輸出食肉及び水産食品），民間認証の仕組み等がある。

　　ア．総合衛生管理製造過程承認制度

　　　　総合衛生管理製造過程承認制度は，HACCPを基礎とした食品衛生管理の方法を我が国で初めて法律に位置付けたものである。総合衛生管理製造過程の承認は，事業者

がHACCPの考え方に基づいて自ら設定した食品の製造加工方法及びその衛生管理の方法について，厚生労働大臣が承認基準に適合することを承認する仕組みである。

この承認を受けた製造加工は，食品衛生法第11条第1項の製造加工基準によらない場合でも，同項に基づく基準に適合したものとみなされることとされている。また，同項の製造加工の基準と同じ方法をとる場合であっても，承認を受けることは可能であり，我が国におけるHACCPの普及に活用されてきた。

平成28年11月現在，490施設（709件，製造加工基準の例外承認2施設，2件を含む。）が承認を受けている。

イ．HACCPによる衛生管理の基準の導入（従来型の基準との選択制）

HACCPの段階的な導入を図るため，「食品等事業者が実施すべき管理運営基準に関する指針（ガイドライン）」※（平成26年5月12日改正），と畜場法施行規則第7条に定めると畜業者等の講ずべき衛生措置の基準及び食鳥処理の事業の規制及び食鳥検査に関する法律施行規則第4条に定める食鳥処理業者の講ずべき衛生措置の基準（平成26年5月12日改正，平成27年4月1日施行）が改正され，従来の基準に加え，新たにHACCPを用いて衛生管理を行う場合の基準が規定された。

※ 食品衛生法第50条第2項に基づき，都道府県，指定都市及び中核市が営業施設の衛生管理上講ずべき措置を条例で定める場合の技術的助言。

ウ．食品の製造過程の管理の高度化に関する臨時措置法（HACCP支援法）

食品の製造過程の管理の高度化に関する臨時措置法は，国として，事業者のHACCP導入のための金融上の支援措置を講じることとして，平成10年に制定された。この法律では，厚生労働大臣及び農林水産大臣が食品の種類ごとに指定した事業者団体等（指定認定機関）が，製造過程の管理の高度化に関する基準を作成し，食品製造事業者が作成する高度化計画を認定する。当該計画に従ってHACCPを導入する事業者に対して，（株）日本政策金融公庫が長期低利融資を実施する。

平成28年3月末現在，24指定認定機関において，390の高度化計画，13の高度化基盤計画が認定されている。

エ．国の輸出認定の仕組み

HACCPの導入が義務化されている米国やEU等に向けて食肉や水産食品の輸出を行うため，HACCPを含むこれら輸出先国の基準に適合する施設を国又は地方自治体において個別に認定する仕組みを設けている。認定を受けた施設は，輸出の都度，衛生証明書の発給を受ける（米国向け輸出水産食品を除く。）とともに，定期的に国又は輸出先国による査察が行われ，HACCP，公的監督等の有効性の検証が行われる。

オ．民間認証

民間認証は，国際標準化機構（ISO）などの団体又は業界団体が，独自に定めた食品の安全性等を確保するための規格に基づき，事業者の申請に基づき，認証機関等が認証を行うものである。HACCPによる食品の安全管理の基準を要素として取り入れているISO22000，FSSC22000，JFS等の規格がある。

民間認証を導入するメリットとしては，「食品安全管理のレベル向上」，「消費者や

外部の取引先からの信頼」,「企業のイメージアップ」,「製品に対する一貫した管理方法の確立」等が考えられる。

(2) さらに,これまで,HACCPの普及のため,厚生労働省,農林水産省,地方自治体において,様々な取組を行ってきた。

ア．厚生労働省

HACCP導入支援のためのツールとして,HACCP導入のための動画や業界別HACCP入門のための手引書の作成,HACCPモデル例の紹介等を行っている。

また,地域連携HACCP導入実証事業(モデル事業)や,HACCPチャレンジ事業,HACCP指導者養成研修を実施するとともに,HACCP普及推進連絡協議会(中央・地方)の開催を通じ,行政機関,食品等事業者,消費者等の関係者の間の情報共有及び共通認識の形成を図っている。

イ．農林水産省

HACCP導入のための施設整備の費用への支援,指導者育成のための研修の支援等の事業を行っている。また,HACCPを含む国際的な標準に合致した日本発の食品安全管理規格の策定等を支援している。

ウ．地方自治体

条例等により,HACCP導入型の管理運営基準の策定や,食品等事業者向け講習会の開催等の技術的支援,HACCP導入型の管理運営基準を実践する食品等事業者の把握や,監視指導の実施,地方自治体独自の認証事業の運営等を行っている。

(3) こうした取組のもとで,国内のHACCPの導入の状況を見ると,農林水産省の「食品製造業におけるHACCPの導入状況実態調査」(平成27年度,従業員数5人以上の製造業が調査対象)では,「すべての工場又は一部の工場で導入」又は「導入途中」と回答した企業が大規模層(食品販売金額100億円以上)では約90%を占める一方,中小規模層(同1〜50億円)では約35%にとどまっており,中小規模層の事業者における普及が進んでいない状況にある。

また,厚生労働省が地方自治体等を通じて実施した調査(平成26年度,食品製造業のほか,集団給食施設,従業員数4人以下の事業者等も調査対象)によると,HACCP導入率は約15%弱となっており,ほとんどの業種において,HACCP導入に関心があるが,「具体的に検討してない」とした施設の割合が多い。

(4) このように,HACCPに関する制度や普及促進策により,大規模事業者でのHACCPの導入は進んできたものの,中小規模事業者でのHACCPの導入が進んでいない。

その理由としては,HACCPの導入のメリットが感じられないことや,コストが掛かるという見方,推進や指導・助言できる人材が不足している等の課題が指摘されている。

その背景には,HACCPによる衛生管理がこれまでの衛生管理とは全く異なる難しいもので,設備や施設に多大な投資をしなければ導入できないと認識されていること,一般消費者のHACCPに対する理解が進んでいないこと等が考えられる。

さらに,総合衛生管理製造過程承認制度,民間認証,地方自治体HACCP,業界HACCP等の取組により,それぞれの業種や地域の実情に合った形でのHACCPによ

る衛生管理の普及推進が図られてきた一方で，それらの要件の統一が図られてこなかったことにより，いったい何をどこまで実施すれば「HACCPに取り組んでいる」ことになるのかということが分かりにくく，そのことがHACCPによる衛生管理の普及が進まない要因の一つにもつながっていると考えられる。

2. 欧米における制度化の現状

(1) EUでは，法的拘束力のある欧州委員会規則により，規模や業種に関係なく，全ての食品事業者（一次生産者を除く。）に対して，HACCPによる衛生管理の導入を義務付けている。

　さらに，動物由来食品を扱う事業者に対しては，各国規制当局の認可を受ける必要があり，一般衛生管理及びHACCPによる衛生管理が適切に実施されていることを実地監査により確認している。また，EU域外からの輸入についても，輸出国当局がEUの規制要件に合致していることを確認した施設からのみ輸入が可能となっている。

　欧州委員会が策定した一般衛生管理及びHACCPによる衛生管理の導入のためのガイダンスでは，特に小規模事業者におけるHACCPの弾力的運用に配慮しており，各加盟国政府及び業界団体は，当該ガイダンスに準じて，小規模事業者や飲食・小売店等でも実践できるようなガイダンスを策定するなど，必要な支援を行っている。

(2) 米国では，食肉，食鳥肉，水産食品及びジュースについて，一般衛生管理及びHACCPによる衛生管理が義務付けられており，一般的なHACCPモデルの公開，ガイドラインの作成，研修プログラムの作成等により，事業者の規模に応じた支援策が実施されている。

　また，平成23年に成立した食品安全強化法により，食品の製造・加工・保管・包装事業者（小規模事業者等を除く。）についても，HACCPに類似した危害要因分析及び予防管理を含む食品安全計画の作成・管理が求められることとなった（平成28年9月から順次施行）。

　このほか，カナダやブラジル，オーストラリア，ニュージーランド等でも，HACCPの義務化が進められており，香港やシンガポール等の食品の多くを輸入に頼っている国や地域ではHACCPの導入が輸入要件とされるなど，世界的にもHACCPの導入の動きが進んでいる。

3. 関係業界の現状と制度化への対応

　HACCPの制度化の検討に当たって，関係業界の現状を把握するため，本検討会では6回にわたり，24の業界団体からヒアリングを行った。

　ヒアリングにおいては，HACCPの導入の必要性に一定の理解を示しつつも，業種ごとの特性や事業者の規模等を踏まえた配慮や支援の必要性について，多くの業界団体から意見が出された。

　ヒアリングでの主な意見等については，次のとおりである。

(1) 乳及び乳製品
　【一般社団法人日本乳業協会】
　・一日当たりの乳処理量が2トン以上の工場（全体の約5割）の約6割が総合衛生管理製造過程の承認施設。
　・①生乳等の原材料，②原材料の保管・輸送，③製造工程，④保管・流通販売の各段階での衛生的取扱いが重要と認識。
　【全国乳業協同組合連合会】
　・会員企業の約4割が総合衛生管理製造過程制度の承認を取得しておらず，そのうち半数が今後も取得予定はない。
　・人材及び資金の確保が課題であり，企業の規模によって，総合衛生管理製造過程制度に準じた衛生管理の指導監督の仕組みを用意してほしい。
(2) 清涼飲料製造業
　【一般社団法人全国清涼飲料工業会】
　・HACCPの導入状況は，大手の事業者はほぼ全ての事業者で導入済み，中小規模の事業者では約1割が導入済み。
　・制度導入に伴う個別の追加作業を民間認証規格の活用により最小化してほしい。
　・総合衛生管理製造過程の整理を適切に行ってほしい。
　・中小規模の事業者が実施可能な制度とした上で，現場で活用できるツールの提供などが必要。
　・監視指導の水準を確保してほしい。
(3) 水産食品加工業
　【全国水産加工業協同組合連合会】
　・加盟企業のうち，4分の3は従業員19名以下の中小零細企業。
　・人手不足，機械化への対応の遅れ，経験則の優先，記録管理の徹底不足等が課題であり，事業規模等を踏まえた段階的な衛生管理手法の確立やHACCP認定制度の理解を深めることが必要。
(4) 缶詰，びん詰，レトルト食品製造業
　【公益社団法人日本缶詰びん詰レトルト食品協会】
　・HACCPの導入状況は，従業員数300名以上の大企業はほぼ導入済みであり，中小企業では約半分程度が導入済み又は一部導入。
　・人材の不足が課題であり，制度の段階的な導入，標準的なテキストの作成，地方自治体の監視指導の方針の統一化，専門的知識のある食品衛生監視員の養成等が必要。
(5) 冷凍食品製造業
　【一般社団法人日本冷凍食品協会】
　・協会独自の工場認定制度を運用しており，平成21年度版にHACCP的管理手法を取り入れた認定基準に改定し，現在約400施設を認定している。本年4月に公表した平成29年度版では，コーデックスのガイドラインを踏まえたHACCPによる衛生管理の基準を明確化し，現在，移行のための指導を実施している。

・HACCPの制度化に当たっての規格や要求事項の明確化，標準的な手引書やマニュアル等の作成，一元的な教育・指導体制の構築等が必要。

(6) と畜，食肉処理業

【JA全農ミートフーズ株式会社】
・食肉販売業のうち，個人経営の事業者の約65％は60歳以上。
・一般衛生管理等の前提条件が重要であり，事業者のレベルに合わせた選択ができることが必要。また，HACCPの導入のための土壌を作ることも重要。

【全国食肉センター協議会】
・一部施設では，ISO22000等を導入。
・認定制度の有無，助成事業の検討，検査態勢の充実，的確な指導が必要。何を実施すればHACCPに取り組んでいることになるのか明確にしてほしい。

(7) 食鳥肉処理業

【一般社団法人日本食鳥協会】
・施設整備，人的配置が困難であることが課題であり，何を実施すればHACCPに取り組んでいるといえるのか，明確にしてほしい。

【日本成鶏処理流通協議会】
・人材不足，事業の規模による違い，施設の老朽化，資金不足が課題。

(8) 鶏卵格付包装・液卵製造業

【一般社団法人日本卵業協会】
・一部事業者は，日本卵業協会GPセンターHACCP，ISO22000，FSSC22000等を取得。
・様々な規模の事業者がいるため，全事業者対象にHACCPを義務化すべきではない。卵選別包装施設の衛生管理要領のような簡便なHACCP対応のモデルをつくるべき。

(9) 食肉製品製造業

【一般社団法人日本食肉加工協会】
・一部事業者は，ISO22000，FSSC22000等の国際規格や総合衛生管理製造過程制度の承認等を取得。
・保健所等による十分な指導助言，経費への支援，一定規模以下の事業者のHACCPの義務化の免除や猶予期間の設定が必要。

(10) 給食サービス

【公益社団法人日本給食サービス協会】
・既存の大量調理衛生管理マニュアルで十分ではないのか。提供する食品のメニュー数も多く，危害分析が難しい。業界に応じたHACCPの具体的な方法を示してほしい。

(11) 惣菜製造業

【一般社団法人日本惣菜協会】
・従業員50人以下の中小企業が会員の過半数を占める。
・大手の事業者はHACCPを導入済みだが，中小の事業者では，施設や従業員教育において，基準を満たせない事業者が多い。零細事業者では全てが不足。
・全事業者一律の基準でHACCPを義務化することは実効性が乏しい。リスクの大きい

大量調理の施設に限定するなど，規模別の基準設定が必要。

(12) 弁当製造業

【一般社団法人日本弁当サービス協会】
- 一部の事業者で，ISO22000や自治体HACCP等を導入済み。
- 資金面での助成や税の軽減措置等の支援，分かりやすい情報の提供，公的な機関によるHACCPの導入指導体制等が必要。

(13) 外食

【一般社団法人日本フードサービス協会】
- 中小零細事業者が多く，多種多様な業種・業態が混在。
- 外食店舗の構造上，HACCPを導入することは極めて困難。特に小規模事業者では対応が難しい。
- 加工食品と同様のHACCPを導入することは難しく，法的な義務ではなく，柔軟な考え方が重要。統一的な指導，啓発，自主的な取組への支援が必要。

(14) 味噌製造業

【全国味噌工業協同組合連合会】
- 会員約930社のうち，10社程度が民間の国際認証を取得。
- HACCP＝施設整備という認識があり，小規模事業者は事業継続に不安がある。都道府県や地域単位での講習会の開催や，使い勝手のよい助成金制度，段階的な取組が選択可能な仕組み，相談窓口等の普及対策の整備が必要。

(15) 醤油製造業

【日本醤油協会・全国醤油工業協同組合連合会】
- 約1300社の事業者がおり，中小零細事業者が圧倒的に多い。
- 大手5社，準大手24社，その他数社の中で輸出を行っている企業は，FSSC22000等の国際規格を取得。JAS認定施設（全体の4割）であれば，HACCP導入は比較的容易と想定。
- 人材の確保が困難。施設・設備を含めた一般衛生管理のレベルに差があっても事業者が営業を継続できるようなHACCPの制度化を希望。

(16) パン製造業

【一般社団法人日本パン技術研究所】
- 大手21社，中小企業約1500社。個人店は約12000店舗。多品種生産を行っており，大手企業で500〜700種類，中小企業・個人店では50〜100種類を製造。
- クレームの多数が健康上の危害のない異物混入であり，HACCPの制度化よりも，一般衛生管理の徹底が重要。

(17) 漬物製造業

【全日本漬物協同組合連合会】
- 全国の会員約915社のうち，従業員50人以下の小規模事業者が約85％を占める。
- ISO22000等を取得しているのは会員の約4％。漬物の衛生規範の改正により浅漬けに関する衛生管理の取組は進んできたが，その他の漬物の取組が遅れている。

・漬物製造業を営業許可業種として事業者の全数を把握すること，漬物それぞれの特性を理解した指導，資金面での援助，教育訓練の機会を増やすこと等が必要。

(18) 飲食業

【全国飲食業生活衛生同業組合連合会】

・40都道府県組合，約85000名加盟。組合員の約6割が個人経営。新規・廃業の入れ替わりが頻繁にある。
・飲食店の事業の規模や構造上，HACCPを導入することは極めて困難。特に小規模事業者では対応が難しい。
・加工食品と同様にHACCPを導入することは難しく，法的な義務ではなく，柔軟な考え方が重要。HACCPの認知度の向上や統一的かつ簡略な導入の手引き，セミナー開催等の支援が必要。

【公益社団法人日本食品衛生協会】

・HACCPは食品の安全性を確保する上で優れた手法であり，国際標準として各国で制度化されていることを踏まえると，我が国でのHACCPの制度化は避けて通れない課題と認識している。
・事業者の実情を踏まえた，実現性のある衛生管理計画を策定する必要があり，また，記録の合理化・簡素化も必要。そのための業界団体による手引書の作成，食品等事業者や食品衛生責任者に対する情報提供，技術支援，教育・訓練の実施とそのための十分な時間の確保が必要。

(19) 食品小売業

【日本チェーンストア協会】

・各店舗や売り場レベルでHACCPを導入することは困難。法令に基づく義務化ではなく，HACCPの考え方の普及を図り，自主的な取組を誘導するようなあり方とすべき。
・店舗全体の従業員数を基礎とした基準の検討が行われているが，営業許可は店舗ごとではなく作業場ごとに取得しており，店舗全体の従業員数を基礎にせず，柔軟な基準を設定すべき。
・多品種・少量を取り扱う事業の特性から，全品種のチェックは困難であり，多様な手法を検討すべき。記録の保管についても簡単な方法の検討や，統一的な保健所等の指導・助言，監視指導に当たる者の多様な実態への理解醸成も必要。

【一般社団法人日本スーパーマーケット協会】

・食品スーパーは多品種・少量販売が基本であり，事業者の規模によって，作業場のあり方や衛生管理のレベルも様々。
・一律に高い基準を義務付けるのは現実的ではなく，多品種・少量販売であるという特性，変更頻度も高いこと等の特性を踏まえた対応が必要。記録の保存についても簡易な方法の検討が必要。

4. 輸入食品や輸出食品への対応

　輸入食品の安全対策としては，食品衛生法に基づく「輸入食品監視指導計画」を策定し，我が国の規制の情報提供，二国間協議，現地調査，技術協力等の輸出国対策，輸入届出や輸入時検査等の輸入時対策及び国内流通時の監視指導等の国内対策の3段階での対策を講じている。

　我が国においてHACCPによる衛生管理が制度化されていないことから，輸出国に対してHACCPによる衛生管理を我が国への輸出の要件とはしていない。

　一方，食肉や水産食品を我が国から輸出する場合には，輸出先国の衛生要件を満たす必要があり，HACCPを義務化している輸出先国に対しては，HACCPを含む衛生要件を二国間で取り決めた上で，必要に応じて，施設の認証や衛生証明書の発行等を行っている。

Ⅲ　HACCPの制度化のあり方

1. 具体的な枠組み

(1)　衛生管理についての基本的な考え方

　　一般衛生管理は，食品の安全性を確保する上で必ず実施しなければならない基本的な事項であり，加えて，食中毒の原因の多くは一般衛生管理の実施の不備であることから，食品の安全性を確保するためには，施設設備，機械器具等の衛生管理，食品取扱者の健康や衛生の管理等の一般衛生管理を着実に実施することが不可欠である。このため，一般衛生管理をより実効性のある仕組みとする必要がある。

　　その上で，HACCPによる衛生管理の手法を取り入れ，それぞれの事業者が使用する原材料，製造方法等に応じて，食中毒菌汚染，異物混入等の危害要因を把握し，それらを食品衛生上問題のないレベルにまで除去又は低減するために特に重要な工程を管理し，検証・改善する仕組みを自ら構築し，実行することにより，我が国の食品の安全性の更なる向上を図ることが必要である。

(2)　対象となる事業者の範囲

　　HACCPによる衛生管理の考え方は，事業者が自ら考えて安全性確保のための取組を推進させることであり，フードチェーン全体で取り組むことによって，原材料の受入れから製造・加工，販売に至るまで各段階で関わる食品等事業者のそれぞれの衛生管理の取組・課題が明確化されることにつながる。

　　このため，国内の食品の安全性の更なる向上を図る観点から，フードチェーンを構成する食品の製造・加工，調理，販売等を行う食品等事業者を対象とすることが適当である。

　　また，食品衛生法の営業の規制が施設単位で適用されていることを踏まえ，食品の製造・加工，調理，販売等を行っている営業の施設単位での適用を基本とすることが適当である。

　　対象となる食品等事業者の範囲については，現行の食品衛生法の許可業種（34業種）に限らず，全ての食品等事業者を対象として検討することが適当である。

(3) 衛生管理計画の作成

食品等事業者自らが使用する原材料，製造方法，施設設備等に応じて，食品等の製造・加工，調理等を行っている施設ごとに，一般衛生管理及びHACCPによる衛生管理のための計画（以下「衛生管理計画」という。）を作成することを基本とすることが適当である。

衛生管理計画については，新たな知見や計画の作成後の原材料，製造工程の変更等を踏まえて必要に応じた見直し及び定期的な見直しを行うことが必要である。

衛生管理計画の作成に当たっては，食品の業態や特性を考慮し，業界団体等と連携しながら，当該計画の策定及び実施の支援を行うことが必要である。

衛生管理計画には，一般衛生管理の概要に加え，後述する基準Aにあっては製品説明書，製造工程図，危害要因分析表及びHACCPプランの概要，基準Bにあっては製品の概要，必要に応じてHACCPの考え方に基づく管理の概要が含まれると想定される。（(4) 参照）

(4) 適用する基準の考え方

コーデックスのガイドラインに基づくHACCP（以下「コーデックスHACCP」という。）の7原則が一定程度普及している我が国でHACCPによる衛生管理を制度化するに当たっては，コーデックスHACCPの7原則を要件とする基準（基準A）を原則としつつ，コーデックスHACCPの7原則をそのまま実施することが困難な小規模事業者や一定の業種等については，コーデックスHACCPの7原則の弾力的な運用を可能とするHACCPの考え方に基づく衛生管理の基準（基準B）によることができる仕組みとすることが適当である。

 a) 基準A（コーデックスHACCPの7原則に基づく衛生管理）

  コーデックスHACCPの7原則を要件とし，具体的には，別紙参考の考え方に基づくものとする。

 b) 基準B（HACCPの考え方に基づく衛生管理（一般衛生管理を基本として，業界団体が事業者の実情を踏まえ，厚生労働省と調整して策定した使いやすい手引書等を参考にしながら必要に応じて重要管理点を設けて管理する衛生管理））

（対象業種等の考え方）

従業員数が一定数以下等の小規模事業者のほか，当該店舗での小売販売のみを目的とした製造・加工，調理を行っている事業者，提供する食品の種類が多く，かつ，変更頻度が高い業種又は一般衛生管理による対応で管理が可能な業種等（飲食業，販売業等），一定の業種等を対象とする。小規模事業者の範囲については，従業員数，出荷量等について考慮するとともに，地方自治体等の運用にも留意する観点から，食品表示法等の他法における取扱いも参考にし，判断基準を示すべきである。

その際，実質的に適用が除外される事業者がないように留意するとともに，最終的な食品としての安全性は，基準Aが適用される事業者と同等の水準を確保する必要がある。

（基準Bの内容）

　一般衛生管理を基本として，業界団体の手引書等を参考にしながら必要に応じて重要管理点を設けて管理することを可能とし，その他の点についても弾力的な取扱いを可能とする。
　具体的には，危害要因分析，モニタリング頻度の低減，記録の作成・保管の簡素化，重要管理点設定への規格基準の活用等について別紙参考の考え方を踏まえる。このため，基準Bについては，食品の特性や業態等に応じて，一般衛生管理に加えて重要管理点を設けるものから一般衛生管理のみの対応で管理が可能なものまで，多様な取扱いが想定される。

（基準Bへの対応）

　厚生労働省が示している食品等事業者が実施すべき管理運営基準に関する指針，大量調理施設衛生管理マニュアルや各種衛生規範，各業界団体が作成した衛生管理マニュアル等を基本に，衛生管理計画の策定や実施が容易となるよう配慮する。
　また，食品の特性や業態等も考慮し，小規模事業者等も取り組みやすいものとする。
　なお，基準の適用に際し，と畜場及び食鳥処理場（認定小規模食鳥処理場を除く。）については，食肉処理工程が共通であること，検査員が常駐していることといった食肉処理業に特有の状況や，諸外国においてもコーデックスHACCPが適用されていること等を考慮し，基準Aを適用するべきである。

(5)　監視指導

　　HACCPによる衛生管理については，一般衛生管理とともに食品等事業者が遵守しなければならない衛生管理の基準として位置付け，監視指導を行うこととすることが適当である。
　　地方自治体の食品衛生監視員は，営業許可手続，立入検査等の様々な機会を通じて，衛生管理計画の作成の指導・助言を行うほか，その内容の有効性や実施状況等を検証することとすることが適当である。
　　特に，施行時における基準Bの導入については，事業者に対して重点的な指導・助言を行う必要がある。また，基準Bが適用される事業者であっても，基準Aを満たしている場合にはその旨を食品衛生監視票に記載するなど，事業者の衛生管理の意識向上に向けた支援を行うこととすることが重要である。

2．制度施行に当たっての普及のあり方

(1)　基準Aの導入の支援に当たっては，厚生労働省が業種ごとに示しているHACCP導入の手引書及びモデル例を引き続き活用することが適当である。
　　また，英国でのHACCPプランの策定支援のWEBツール等を参考に，策定支援のためのシステムを開発するなど，より使いやすいHACCPの導入に向けた支援を行う必要がある。
(2)　基準Bの導入の支援に当たっては，個別の食品ごと又は業態ごとに，事業者の実情を踏まえた使いやすい手引書を業界団体が厚生労働省と調整して策定し，事業者に提供するとともに，地方自治体においても，事業者の指導・助言に活用する必要がある。

(3) また，大量調理施設衛生管理マニュアルをはじめ，各種の衛生規範，ガイドライン等についても必要な改訂を行うとともに，業界団体が手引書を作成する際の助言等を行うなど，厚生労働省として，必要な支援を行っていく必要がある。

3. 総合衛生管理製造過程承認制度など既存のHACCP関連制度との関係

(1) 総合衛生管理製造過程承認制度は，これまでHACCPの普及に一定の役割を果たしてきたが，全ての食品等事業者にHACCPによる衛生管理を義務付けることとする場合には，その役割を終えることから，廃止することとする。その際，食品衛生法第11条第1項の規格基準によらない製造加工過程に対する承認については，引き続き承認の仕組みを継続する必要がある。

総合衛生管理製造過程承認制度の承認施設については，当該承認基準がコーデックスHACCPの7原則に基づくものであることから，基準Aの要件を満たしていると考えられる。

(2) ISO22000，FSSC22000，JFS等の民間認証で要求されるHACCPの要件は，基準Aが要求するコーデックスHACCPと同様の要件であることから，営業許可等の申請書類の提出時，監視指導計画の策定や監視業務に際し，これらの民間認証のために作成された資料や認定書，監査の結果等も活用してHACCPによる衛生管理の実施状況を確認すること等により，監視指導の効率化や事業者の負担軽減を図ることに十分配慮するべきである。

4. 輸入食品及び輸出食品についての具体的な枠組み

(1) 輸入食品については，輸入事業者自身による輸出国企業の現地調査等の取組と合わせて，既にHACCPを義務化している諸外国の例を参考にしつつ，輸出国との協議を進める必要がある。

特に，国内でコーデックスHACCPを基本とする基準Aの適用割合が高い食品については，内外無差別の観点から輸入の要件とする必要がある。

(2) 輸入対象食品にコーデックスHACCPを義務化している国については，二国間の協議，現地調査を通じて，制度の調査・分析，我が国の制度との同等性を確認することとし，その後も両国での監視，健康被害発生等の情報共有を図るとともに，輸入時検査や現地の査察を行い，同等性確認の検証を行うこととすることが必要である。

(3) 一方，対象食品にコーデックスHACCPを義務化していない国については，二国間の協議，現地調査により，対日輸出条件を設定し，国内と同等の安全性が確保された食品が輸入されるよう対応し，協議後も二国間での情報共有，輸入時検査，現地査察を行い，対日輸出条件の遵守の検証を行うこととすることが必要である。

また，上記の二国間協議を円滑に進めるための体制強化に努めるべきである。

(4) 輸入食品に関する制度の同等性の確認に当たっては，我が国から輸出する食品についても相手国において円滑な輸入が可能となるよう，二国間協議において対応するこ

とが適当である。

Ⅳ 制度化に向けた今後の課題

1. HACCPによる衛生管理の導入のためには，現場での導入手順の理解や，中心となって進めていく人材の育成，従業員の研修等が重要である。

    しかしながら，食品等事業者においては，HACCPの導入には施設や設備の整備が必須である，輸出食品の問題である，重要管理点を必ず設けなければならないなどの誤解が生じており，HACCP普及の阻害要因となっていることから，HACCPに関する正確な知識を分かりやすく伝えるとともに，HACCPによる衛生管理の導入により，フードチェーンを通じた食品の安全性の確保が必要との認識の共有を図っていく必要がある。

2. 規模にかかわらず，HACCPに関する知識を有する人材の不足が指摘されており，基礎的な知識を持つ人材，事業所で中心となって導入を進める人材，指導・助言ができる人材等，現場のニーズにあった人材の育成を図る必要がある。

3. 基準Bの範囲の検討に際しては，従業員数，対象となる食品の業態や業種の特性等を踏まえ，対象となる業種における実現可能性にも十分配慮して，総合的に検討を進めることが必要である。

4. 食品の業態や特性を配慮し，衛生管理計画の策定が負担とならないよう衛生管理計画のフォーマットを含めた基準Bの手順書の作成を推進する必要がある。具体的には，基準Bの対象となる食品等事業者の対応が難しいと考えられる危害要因分析等のHACCPの原則や手順を整理するとともに，厚生労働省が示している食品等事業者が実施すべき管理運営基準に関する指針，大量調理施設衛生管理マニュアルや各種衛生規範，各業界団体が作成した衛生管理マニュアル等を基本として，衛生管理計画の策定及び実施を支援する内容とする。

5. 国，地方自治体の具体的な施策については，十分に連携を図りながら，食品等事業者に対して，きめ細かな支援を行っていく必要がある。

    また，HACCPの導入支援，検証を適切に実施することができるよう，具体的な計画を策定するなど，スケジュールを事業者とも共有しながら進めていくことが必要である。その際，より効率的な支援を行うため，業界団体等との連携を図っていく必要がある。さらに，研修の充実等により食品衛生監視員の資質の向上を図り，その体制強化に努める必要がある。

6. 現在，食品衛生法の許可業種は34業種とされているが，それ以外に都道府県等の条例で許可業種としているものもある。HACCPの制度化に向けて，34業種以外の業種も含め，監視指導の際に必要となるHACCP制度化の対象事業者を把握するための仕組みを構築し，制度の定着を図る必要がある。

7. また，食品の輸出入が増大する現状を踏まえ，食品の安全性の確保に関する輸出国及び輸出先国との連携，協力の強化を図り，制度の同等性の確認等の二国間協議を通じて，生産，製造・加工，流通段階での相互の協力体制の確保を図っていくことが重要

である。
8. 小規模事業者を含む食品等事業者が円滑かつ適切にHACCPによる衛生管理に取り組むことが可能となるよう，十分な準備期間を設けることが必要である。

その際，事業者にきめ細かな支援を行っていくことができるよう，地方自治体等の監視指導とも連動して計画的に取り組む必要がある。
9. HACCPの制度について，事業者，消費者それぞれにも分かりやすく伝えるためのツールを作成し，周知を図っていく必要がある。

V　HACCPに関する用語の取扱い

現行の関係法令等におけるHACCPに関する用語及び定義は，必ずしも一致しておらず，食品等事業者がHACCPを導入する際の混乱要因の一つと考えられる。そのため，食品衛生関係法令においてHACCP関係規定を設ける際には，コーデックスのガイドラインに準拠し，用語及びその定義を定めるべきである（別紙参考参照）。

【参考】HACCPの7原則の適用についての海外の考え方を参照して，整理したもの。

	基準A	基準B
HACCPの7原則	コーデックスのガイドラインで示されたHACCPの7原則を要件とする衛生管理を実施	HACCPの考え方に基づく衛生管理（一般衛生管理を基本として，業界等の手引書等を参考に必要に応じて重要管理点を設けて管理する衛生管理）を実施
危害要因分析	a) 一次生産から製造，加工，流通，消費に至るまでの各過程で【Codex[1]】 又は b) 製造の各工程で【EU[2]，US[3]】食品衛生上問題となる微生物，化学物質又は異物（危害要因）を挙げること。 ・これらのうち，食品衛生上の危害の発生頻度や程度を考慮して除去または許容レベルまで減少させる必要があるものについて，これらの発生を防止又は排除，若しくは許容できる範囲まで低減するための措置（以下「管理措置」という。）の一覧を作成すること。	・微生物，化学物質又は異物の特定は管理措置の設定に必要なレベルとすることができる。(e.g. 病原微生物-サルモネラ-サルモネラO4)【FAO/WHO[4]】
重要管理点の決定	・管理措置のうち，重要管理点を特定。 ・危害要因が，一般的な衛生管理によって管理できると判断された場合は，重要管理点の設定は不要。【EU】	・一般衛生管理，管理措置等のガイダンス[5]を使用することができる。【FAO/WHO】 ・比較的シンプルな工程の業種については，予め推奨されたCCPを用いることができる。【FAO/WHO】
管理基準の設定	・重要管理点ごとに，食品衛生上問題となる微生物，化学物質又は異物を許容できる範囲まで低減又は排除するための基準（温度，時間，水分含量，水素イオン濃度，水分活性，有効塩素濃度，目視による観察又は色調など）を定めること。 ・法的な規則（食品衛生法に基づく規格基準等）や既存のHACCPガイダンスで推奨されたものを管理基準として用いる場合，妥当性の確認（有効性の検証）は不要。【EU】	同左
モニタリング方法の設定	・重要管理点において，あらかじめ計画された継続的な管理指標の観察や測定により管理の状況を把握する方法を定めること。 ・モニタリングは，断続的な観察・計測も含まれるが，その頻度が信頼できる情報を得るに十分なものであることを検証しておくこと。【EU】	・管理基準と通常の調理法で達する最終温度との間に大きな差があるときや食品の色・質感の変化と管理基準の相関があるときは目視による確認とすることができる。【FAO/WHO】
改善措置の設定	・モニタリングにより重要管理点に係る管理措置が適切に講じられていないと認められたときに講ずるべき改善措置の方法を定めること。	同左
検証方法の設定	・HACCP計画が適切に実施されていることを確認するための手順，手続又は試験その他の評価の方法を定めること。	同左

記録と保存の設定	・モニタリング，改善措置及び検証に関する事項について，その記録の方法並びに当該記録の保存の方法及び期間を定めること。 ・書類/記録の保管は，健康危害発生時のトレースバックに必要十分な期間でよい。（例：賞味期限の2ヶ月後まで）【EU】 ・既存のHACCPガイダンスの内容を，書類の一部として活用して差し支えない。【EU】	・日誌[5]とすることができる。【FAO/WHO】

（注）

1. Codex. Hazard Analysis and Critical Control Point (HACCP) System and Guidelines for its Application (Annex of CAC/RCP1-1969).
2. EU. Guidance Document：Implementation of procedures based on the HACCP principles, and facilitation of the implementation of the HACCP principles in certain food businesses.
3. FDA. HACCP Principles & Application Guidelines.
4. FAO/WHO. FAO/WHO guidance to governments on the application of HACCP in small and/or less-developed food businesses.
5. （参考）SFBB (Safer food, better business)：英国食品基準庁 (Food Standards Agency) が，小規模食品事業者の食品安全管理及び食品衛生に関する規制への遵守を支援する目的で作成したもの。現在，飲食店，小売店等8種類がある。SFBBは，一般衛生管理の4C (Cross-contamination（交差汚染），Cleaning（洗浄・清掃），Chilling（冷蔵，冷凍）及びCooking（調理，加熱）をベースに，HACCPの7原則を考慮して作成されている。

●食品用器具及び容器包装の規制に関する検討会取りまとめ

［平成29年6月16日］

I　はじめに

○　これまで，我が国の食品に用いられる器具及び容器包装（以下「器具及び容器包装」という。）については，国が食品衛生法（昭和22年法律第233号）に基づき規格基準を定めた物質についての使用の制限等に加え，業界の自主管理等の取組によって，安全性の確保が図られてきた。

○　しかしながら，我が国の個別の規格基準を定めた物質のみ使用制限を行うという制度（ネガティブリスト制度）による規制では，欧米等で使用が禁止されている物質であっても，個別の規格基準を定めない限り，直ちに規制することができない。

○　一方，欧米等では，合成樹脂等の器具及び容器包装について，安全性を評価し，使用を認められた物質以外は使用を原則禁止するという仕組み（ポジティブリスト制度）による管理が，国の制度として導入されている。また，アジア諸国においても，ポジティブリスト制度による管理について，導入又は導入に向けた検討が進められている。

○　近年の製品の多様化や輸入品の増加等の状況，国際的な動向も踏まえ，我が国における器具及び容器包装の安全性の確保を図るための仕組みについて，新たな制度設計等も見据えて，検討を行う必要がある。

○　こうしたことから，これまで厚生労働省において国内外の知見や技術進歩等に関する調査・検討が行われており，平成27年6月には「食品用器具及び容器包装の規制のあり方に係る検討会」における検討についての中間取りまとめが公表されている。

○　こうした経緯も踏まえ，本検討会においては，器具及び容器包装を取り巻く現状と課題の整理や諸外国の状況等の情報の共有，業界団体及び企業からのヒアリングを行い，我が国の器具及び容器包装についての規制のあり方と目指すべき方向性について検討を行った。

II　現状と課題

1.　我が国の現状

(現行制度)

○　食品衛生法第3条において，器具及び容器包装を販売等する食品等事業者は，自らの責任において原材料等の安全性確保等の措置を講ずるよう努めなければならない旨が規定されている。

○　食品衛生法第15条に基づき，営業上使用する器具及び容器包装については清潔で衛

生的でなければならないこと，同法第16条に基づき，有毒又は有害な物質が含まれるなどの人の健康を損なうおそれがある器具及び容器包装の販売等を禁止すること，同法第18条に基づき，定められている規格基準に適合しない器具及び容器包装の販売等を禁止することとしている。

○ 国内の器具及び容器包装を販売等する事業者は，食品衛生法に基づく営業許可は必要とされていないが，都道府県，保健所設置市及び特別区のうち，4分の1程度の地方自治体は，条例等で事業者を把握している。

また，国内に流通する器具及び容器包装については，国産品又は輸入品を問わず地方自治体が監視指導を実施している。

海外から器具及び容器包装を輸入する場合，食品衛生法第27条に基づき，輸入の都度，厚生労働大臣に，器具・容器包装の別及びその材質を届出することとされている。また，食品を内包する容器包装については，包装の種類を届出することとされている。輸入時の検査については，初回輸入時に必要な検査を実施（指導検査）し，その他必要に応じて検査（検疫所のモニタリング検査を含む。）を実施している。

（業界の自主管理）

○ 上記のような食品衛生法に基づく規制に加えて，業界団体の自主管理がなされている。

例えば，熱可塑性合成樹脂については，安全性の観点から評価した上で業界団体の自主基準として使用を認めた物質のリストを定め，使用を認めた物質ごとに，製品中の含有量又は添加量，食品への移行量（溶出量），使用用途等の制限を定めている。また，業界団体が会員企業からの申請に基づき，原材料から最終製品までの取扱い段階ごとに，自主基準に適合していることを確認したときに証明書を交付する，「確認証明制度」が活用されている。このほか，熱可塑性合成樹脂のうち軟包装材料については，衛生管理に関する一定の自主基準（衛生管理自主基準）を設け，この基準に基づく工場認定制度を運用している。

また，熱硬化性合成樹脂については，業界団体の自主基準として，原材料に使用することができる物質のリストを定めている。金属については，食品缶詰のコーティング剤及び密封剤を対象とする自主衛生基準を定めており，紙については，製造に使用することができない化学物質についてのリストを定めているなど，それぞれの業界において，使用する材質の特性を踏まえた自主的な取組が行われている。

（器具及び容器包装をめぐる現状）

○ 器具及び容器包装は，食品の採取，製造，加工，調理，摂取，運搬，授受等に必要不可欠なものである。また，それ自体の衛生性や食品の品質の保持，微生物汚染の防止，製造又は加工の日から賞味期限までの期間の延長，消費者の利便性の向上，環境負荷低減等，様々な役割と機能が求められ，様々な添加剤等を組み合わせて製造することによって，こうした役割や機能に対応した多様な製品が製造されている。

○ 包装材料全体の出荷数量は平成7年から平成21年にかけ減少し，その後やや増加して

いる。紙・板紙製品やプラスチック製品については，出荷数量の包装材料別比率が増加している。また，器具及び容器包装の輸入については，過去10年で輸入届出件数が21万件から52万件，輸入重量が77万トンから81万トンに増加している。

2. 諸外国の状況
（諸外国の制度について）
○ 米国においては，1958年から，合成樹脂や紙，ゴム製品について，連邦規則集（CFR：Code of Federal Regulations）に掲載された物質のみが使用可能となるポジティブリスト制度が構築されている。合成樹脂については，ポリマーの種類ごとに使用可能なモノマーや添加剤，その含有量等が規定されている。さらに，2000年からは，ポジティブリストへの掲載の迅速化を図るため，製品ごとに届出者に限定して使用可能とする食品接触物質の上市前届出制度（FCN：Food Contact Notification）が導入されている。
○ EUにおいては，合成樹脂について，2010年からポジティブリスト制度が構築されており，モノマー，添加剤ごとに，溶出量の制限や使用条件等が規定されている。また，製品及びその材料を構成する成分の総溶出量についても規定されている。また，原材料や製品がポジティブリストに適合することの証明として，「適合宣言書」の発行が義務付けられており，事業者間における情報伝達ツールとしての役割を果たしている。
○ アジア諸国においても，既に中国においてポジティブリスト制度が導入されているほか，韓国，タイ等においても，ポジティブリスト制度の導入に向けた検討がなされている。

（諸外国における輸入品に対する対応）
○ 米国への輸入時には，企業間の契約により，輸入者の要求に応じて，材料組成情報の開示，ポジティブリストに適合していることの証明（多くの場合は第三者機関による試験成績書），法律事務所で作成されたオピニオンレター等を輸入者に提出している。
○ EUへの輸入時には，適合宣言書の発行が義務付けられており，当局の要求に応じて適合宣言を立証するための適切な資料を利用できるようにしなければならない。通常時は，輸入時提出資料に適合宣言書は含まれず，必要に応じて当局から提出が求められる。適合宣言書には製造に意図的に使用される物質名を記載することとなっているが，企業秘密により情報開示が困難な場合は，各国の第三者機関が中立的立場で適合性を確認し，証明する場合もある。

3. 我が国における課題
○ 器具及び容器包装の多くは合成樹脂等の化学物質により製造されており，使用される物質の毒性やその溶出によるヒトへの影響等を考慮して，適切に製造・使用される必要がある。
○ 欧米等の諸外国においては，安全性が評価された物質以外は使用を認めない仕組みとなっているが，我が国の規制の仕組みの下では，欧米等で使用が認められていない物質

であっても使用することが可能であり，個別の規格基準等が設定されない限り，直ちに規制することができない。
○ 業界団体による自主管理については，これまでも安全性の確保に一定の役割を果たしてきたが，業界団体に加入していない事業者についてはその取組の枠外であり，これらの事業者や輸入品も含めた安全性確保のための制度のあり方について，検討する必要がある。
○ こうした点に鑑み，諸外国の制度や業界の自主基準等を踏まえ，ポジティブリスト制度の導入について，検討を進めていく必要がある。
○ その際，以下の点が課題としてあげられる。
- 我が国の器具及び容器包装の安全確保策についての基本的な考え方と方向性の整理
- ポジティブリスト制度を導入することとした場合，ポジティブリスト制度を適用する器具及び容器包装の材質（合成樹脂，金属，紙，陶器等）や，物質の種類（添加剤等），リスク管理の手法等
- ポジティブリストに適合した原材料や製品であることを担保するための事業者間での情報伝達の仕組み
- ポジティブリスト制度を機能させるとともに，事業者による安全性の確保のための取組を向上させるため，原材料の管理や記録の作成保存等の製造管理を担保するための仕組み
- ポジティブリスト制度を導入することとした場合の地方自治体の監視指導のあり方

Ⅲ 業界団体及び企業からのヒアリング

○ 器具及び容器包装の規制の検討に当たって，関係業界の現状を把握するため，本検討会では，業界団体及び企業からヒアリングを行った。
○ ヒアリングでの主な意見等については，次のとおりである。

【合成樹脂】

（現状の取組）
- 業界団体により使用を認めた物質のリスト，確認証明制度，設備基準や原材料の選定基準等の製造管理に関する自主基準が定められている。再生材料については，製品の登録制度等が設けられている。
- 製造事業者においては，業界団体の自主基準の活用に加え，不開示契約を結んだ上での物質の情報入手，確認証明書や試験成績書等の入手等により適切に原材料を選定し，ISO規格等に基づく製造管理や食品等製造事業者からの個々の要求に応じた衛生管理を行っている。
- 食品等製造事業者に対しては，確認証明書，試験成績書等の各種適合性を証明する書類や使用条件等を伝達し，使用を認めた物質のリストへの適合性を示すマークを製品に刻印することもある。

（主な意見）
- 樹脂組成及び添加量制限のリストや企業秘密を保持した情報伝達等により安全性の確保に寄与してきた現状の業界団体の自主規制を活用すべきではないか。
- 製造管理は事業者間で取組にばらつきがあるため，自主管理ガイドラインの通知化により標準化が必要ではないか。
- 物質の評価及び許認可が迅速に行われるようにする必要があるのではないか。
- 事業者の負担を極力軽減すべきではないか。

【紙】

（現状の取組）
- 業界団体により，食品に接触することを意図した紙及び板紙の自主基準が定められ，製造に使用できない物質のリストや重金属の溶出量に係る自主規格が定められている。また，紙に含有又は紙から溶出される非意図的添加物に関する汚染実態調査を定期的に行っている。
- 業界団体では，使用実績のある物質のデータベース登録や，使用用途・使用方法による分類の整理等の取組を進めている。

（主な意見）
- 業界団体の会員だけではなく，サプライチェーン間で情報を共有でき，円滑なコミュニケーションが図れるポジティブリスト制度を導入すべきではないか。

【金属】

（現状の取組）
- 業界団体により，食品缶詰のコーティング剤及び密封剤を対象とする使用を認めた物質のリストや衛生試験法が定められている。
- 製造事業者においては，コーティング剤及び密封剤については業界団体の自主基準に収載された物質を用いて製造し，金属材についてはJIS規格を参照している。

（主な意見）
- 合成樹脂のポジティブリスト制度化については，現状の自主規制や米国と同様の規制を継続していただきたい。
- 缶の金属材については，食品衛生法により重金属に係るネガティブリスト制度が導入されており，今後もネガティブリスト制度による管理が望ましいのではないか。

【シリコーンゴム】

（現状の取組）
- 業界団体により，食品接触用途のシリコーンゴムに関する使用を認めた物質のリストが定められている。
- 製造事業者においては，業界団体の自主基準の活用に加え，米国やドイツのポジティブリスト適合証明書や，合成樹脂の添加剤として使用されるシリコーン関連製品につ

いてはポリオレフィン等衛生協議会の確認証明書を提供している。
（主な意見）
- 溶出量管理は膨大な労力と時間がかかることが予想されるため，添加量による管理が望ましいのではないか。
- 使用物質に関する営業秘密を担保し，業界団体の会員だけではなく，サプライチェーン全体で安全性の管理を行う必要があるのではないか。

【食品等製造事業者】
（現状の取組）
- 事業者が器具及び容器包装を調達する際には，原材料組成に関する情報を入手できないこともあり，その際は，規格書，衛生証明，確認証明書等により安全性を確認している。また，輸入品も含めて検査を実施したり，食品と容器包装との組み合わせを踏まえた品質評価を行っている。

（主な意見）
- 食品への溶出量による合理的な判断を行い，容器包装の機能向上や開発の取組への支障を回避する制度を導入すべきではないか。
- 器具及び容器包装製造事業者から食品等製造事業者に対し，適合性に関する情報の伝達を義務付けるべきであり，証明書の記載内容に統一性を持たせるなど，中小規模事業者にとっても管理可能な仕組みが必要ではないか。また，適合性を確認する分析法が必要ではないか。
- 輸入品についても国産品と同様の管理を行いやすくするため，諸外国に対して規制の普及啓発をすべきではないか。

Ⅳ　制度のあり方

1．規制のあり方と目指すべき方向性について
○　これまで，我が国の器具及び容器包装は，国が規格基準を定めた物質の制限等に加えて，業界団体の自主管理等により安全性の確保が図られてきた。
○　近年の製品の多様化や輸入品の増加等を踏まえると，
　①業界団体の非会員も含めて器具及び容器包装全体の安全性の確保を図るためには，国が共通のルールを定めることが必要であること
　②欧米等の諸外国においては，安全性を評価し使用が認められた物質以外は原則使用を禁止するという仕組み（ポジティブリスト制度）による管理が導入されており，諸外国と同等以上の水準で輸入品も含めた器具及び容器包装全体の安全性を確保するためには，制度の国際的な整合性を図ることが必要であること
等から，器具及び容器包装の更なる安全性の確保・向上を図るためには，我が国の器具及び容器包装の制度について，リスクを評価し使用を認めることとした物質以外は原則使用を禁止するという考え方（ポジティブリスト制度）を基本とするべきである。

○ その際，材質の特性や諸外国の状況を踏まえ，各材質について，制度の必要性を検討した上で，優先順位を付けて，段階的に制度を導入していくべきである。
○ 具体的な制度設計に当たっては，欧米等の諸外国で使用が可能な物質等の情報収集・分析を十分に行い，輸出入の共通のルールとしても活用できるよう，国際的な整合性を図る必要がある。

また，これまで業界団体による自主管理によって安全性の確保が図られてきたといった現状を踏まえ，これらの業界団体の取組等も参考にしつつ，具体的な枠組みについて検討すべきである。

2．具体的な制度の仕組みについて
（1） 対象となる材質について
○ 対象となる材質については，
- 器具及び容器包装に幅広く使用されていること
- 添加剤等を加えることにより，様々な物質が溶出する可能性があること
- 欧米等の諸外国においては，ポジティブリスト制度による管理が行われていること
- 我が国においては，業界団体の取組により使用を認めた物質のリストによる自主管理が実施されており，既に一定程度定着し，これまでも安全性確保に一定の役割を果たしてきていること

といった点を踏まえ，まずは，合成樹脂を対象として，ポジティブリスト制度を導入するべきである。

その際，熱硬化性樹脂については，諸外国の状況や業界団体による自主管理の状況等を踏まえ，制度導入の時期や方策に十分配慮するべきである。
○ また，合成樹脂と他の材質を組み合わせた製品についても，例えば食品接触面に合成樹脂が使われているなどの場合には，ポジティブリスト制度の対象とする必要がある。
○ 金属，紙，印刷インキ，接着剤等の合成樹脂以外の材質については，
- 材質ごとに起こりうるリスクの種類と，そのリスクの程度を踏まえた安全性の確保の方策を講ずる必要があること
- 諸外国も含めた現状の把握が必要であること

等から，引き続き，必要性や優先度の検討を行うべきである。

（2） リスク管理すべき物質の対象範囲及びリスク管理の方法等について
（リスク管理すべき物質の対象範囲）
○ ポジティブリスト制度の対象となる材質を合成樹脂とすることとした場合，合成樹脂には様々な物質が使用されていることから，モノマー，基ポリマー，添加剤等について，どの範囲までを規制の対象とするか検討が必要となる。
○ 諸外国の状況や我が国のこれまでの業界団体の自主基準等を踏まえつつ，リスク管理すべき物質の対象範囲については，今後，更に詳細な検討が必要である。

(リスク管理方法)
○ ポジティブリスト制度の対象となる材質を合成樹脂とすることとした場合，リスク管理の方法については，
  ・食品への溶出の程度と物質の毒性情報等に基づくリスク評価
  ・リスク評価に基づく食品への溶出を考慮した限度量・使用方法の設定
  ・流通の各段階における原材料・製品の適合性確認方法
といった観点を踏まえつつ，更に技術的な検討が必要である。
○ その際，EUで行われている食品への移行量（溶出量）による管理，米国で行われている製品中の含有量（添加量）による管理，我が国における業界団体による取組等，リスク管理の具体的な手法について国際的な整合性や我が国の実態を勘案し，具体的な仕組みを検討するべきである。
  ※ 欧米ともに，ポジティブリスト収載に当たってのリスク評価では，食事中濃度に応じて必要な毒性評価を行っている。
  ※ 米国では個別製品ごとに届出者に限定して使用可能とする食品接触物質の上市前届出制度（FCN）の仕組みがあるが，こうした仕組みについてどのように考えるかについても整理が必要。

(ポジティブリスト制度の対象範囲について)
○ ポジティブリスト制度の対象となる材質を合成樹脂とすることとした場合，食品に接触する部分に使用された合成樹脂については，ポジティブリスト制度の対象とするべきである。また，多層からなる合成樹脂の製品において食品に接触する部分以外の層についても，使用物質が溶出・浸出して食品に混和するおそれがある場合には，ポジティブリスト制度の対象とするべきである。
  なお，使用物質が溶出・浸出して食品へ混和するおそれがないように加工されている場合については，混和するおそれがないとする判断基準，リスク評価の方法や国際的な整合性等も踏まえ，その取扱いを検討するべきである。

(リスク評価について)
○ リスク評価については，食品安全委員会において行われるが，評価の方法や評価に必要となるデータ等については，国際的な整合性を考慮したものである必要がある。ポジティブリストに物質を収載するに当たっては，リスク評価はきわめて重要である。収載の候補となる物質が相当な数にのぼると見込まれる中，一定の期間でこれらの物質のリスク評価を実施するために，合理的で科学的な，かつ国際的に整合性のとれたリスク評価手法を早急に確立すべきである。

(その他)
○ 従来から使用されている既存物質については，既に様々な物質が器具及び容器包装に使用されていることや，これまで大きな健康被害が確認されていないことを踏まえ，一

定の要件（例えば，諸外国のポジティブリストに掲載されている，又は業界団体の自主基準で使用を認めており，かつ安全性が確保されている等）を満たす場合には，引き続き使用することが可能となるよう配慮するべきである。
○ 重金属等毒性が顕著な物質，非意図的生成物である不純物，反応生成物等については，これまでのリスク管理方法を維持するべきである。

（3） 事業者間の情報伝達の具体的な仕組みについて

○ 器具及び容器包装の製造事業者が原材料の調達・使用に際し，ポジティブリストに適合した原材料であることを確認することについて，製造管理の一環として位置付けるべきである。
○ 器具及び容器包装の製造事業者がポジティブリストに適合した製品を製造するために必要となる情報について，原材料の製造事業者が，器具及び容器包装の製造事業者の求めに応じ，適切な情報を提供する仕組みとするべきである。

その際，企業秘密にも配慮しつつ，事業者間での取り決めや，第三者機関による証明等の既存の枠組みの活用を促していくことが重要である。

○ また，器具及び容器包装の販売事業者又はそれらを使用して食品を製造する事業者が，製品がポジティブリストに適合していることを確認できるよう，器具及び容器包装の製造事業者から販売事業者等に対し，必要な情報を提供する仕組みとするべきである。

具体的には，EUの適合宣言の仕組みや我が国の業界団体の証明制度等を参考に，器具及び容器包装の製造事業者が販売事業者等に対し，自らの製品の適合性を証明し，必要な情報を提供する仕組みとするべきである。

また，そうした仕組みを円滑に運用することが可能となるよう，第三者機関の証明等の活用を支援する方策を検討するべきである。

（4） 適正な製造管理を担保するための具体的な仕組みについて

○ ポジティブリスト制度においては，適正な原材料の管理，意図しない物質の混入防止等が重要であることから，ポジティブリスト制度の対象となる材質の器具及び容器包装を製造する事業者において，これらの取組を行う製造管理（GMP）を制度として位置付ける必要がある。
○ また，ポジティブリスト制度の対象とならない材質の器具及び容器包装を製造する事業者においても，製造管理の自主的な取組を推進していくことが望ましいと考えられる。
○ その際，中小規模事業者に十分配慮するとともに，厚生労働省が作成する予定の「自主管理ガイドライン」を活用し，業界団体と連携して製造管理への支援を行うなど，必要な環境整備を行うべきである。
○ なお，現在，主に大規模事業者においてISOなどの品質マネジメント認証を取得している事例も少なくなく，このような民間認証についても活用して取組を推進することも可能である。

(5) 事業者の把握及び地方自治体の監視指導のあり方について

○ 現在，食品衛生法においては，地方自治体が器具及び容器包装の製造事業者を把握する仕組みはないが，ポジティブリスト制度においては，全物質を検査することは現実的ではなく，適正な原材料を使用しているか，事業者自ら安全性を確認しているかといった取組を確認することにより，監視指導を行うことが効果的であると考えられる。

このため，地方自治体が器具及び容器包装の製造事業者を把握するため，届出等の仕組みが必要である。

○ また，地方自治体の監視指導に当たっては，まずは，器具及び容器包装の製造事業者を把握し，製造管理の状況の把握等を行うことを通じ，監視指導を行うことが必要である。

○ なお，製品検査等による監視指導に当たっては，現行の規制や検査技術，人員等も考慮し，重金属等毒性が顕著な物質等の検査を優先して行うなど，優先順位を付けて検査を行うことが必要である。

(6) その他

○ 国内に流通する器具及び容器包装の安全性を確保するという観点からすると，輸入品についても，輸入者等に対して国内と同様にポジティブリスト制度を適用することが必要である。また，輸入時の確認方法等については，諸外国における仕組み等を参考に，検討するべきである。

V　今後の課題

○ ポジティブリスト制度に適合している器具及び容器包装であることを，使用する事業者・消費者が確認しやすい方策について，自主的な取組の推進等も含め，検討する必要がある。

○ ポジティブリスト制度の導入及び製造管理の義務付けに当たっては，事業者の事務負担の増加に配慮し，可能な限り効率化を図る必要がある。

また，準備期間を十分に設けるなど，中小規模事業者への配慮を行うべきである。

○ また，ポジティブリスト制度の導入に際し，事業者，消費者に対し，リスクコミュニケーション等を通じて周知を図る必要がある。特に，国内の中小規模事業者，海外の製造事業者，輸入事業者等が必要な情報を正確に得られるよう，様々な機会を通じて，積極的な情報提供等を行うべきである。

○ 再生材料の取扱いについて，厚生労働省のガイドラインや業界団体の自主基準，諸外国の状況も踏まえ，安全性の確保策を検討する必要がある。

○ 食品の状態を維持・改善等をすることを目的とするアクティブ物質，包装食品の状態を監視する機能を有するインテリジェント物質及びナノ物質の取扱いについて，我が国の状況や諸外国の状況等を踏まえ，安全性の確保策を検討する必要がある。

○ ポジティブリスト制度の導入に際し，乳等省令で定める器具及び容器包装の規格基準

について，他の器具及び容器包装の規格基準と統合するべきである。

(参考)
〈検討会の経緯〉

平成28年	8月23日	第1回	食品用器具・容器包装の国内外の現状説明，主な論点の整理
	9月30日	第2回	事業者団体からのヒアリング，討議
	11月1日	第3回	事業者団体等からのヒアリング，討議
	12月13日	第4回	事業者団体からのヒアリング，討議
平成29年	1月17日	第5回	事業者団体等からのヒアリング，討議
	2月8日	第6回	事業者団体からのヒアリング，討議
	3月1日	第7回	取りまとめ骨子（案）に関する討議
	3月17日から4月15日まで		取りまとめ（案）に関する意見募集
	5月25日	第8回	事業者団体からのヒアリング，取りまとめ（案）に関する討議
	6月16日		取りまとめの公表

〈構成員名簿〉 (50音順，敬称略)

　伊　藤　廣　幸　（一社）日本フランチャイズチェーン協会専務理事
◎大　前　和　幸　慶應義塾大学名誉教授
　小　倉　寿　子　（一社）全国消費者団体連絡会政策スタッフ
　鬼　武　一　夫　日本生活協同組合連合会品質保証本部安全政策推進部長
　小　野　和　也　（一社）日本乳容器・機器協会技術統括委員長
　重　倉　光　彦　ポリオレフィン等衛生協議会専務理事
　中　嶋　伊和夫　（一社）全国清涼飲料工業会技術部長
　西　川　裕　二　埼玉県保健医療部食品安全課長
　野　田　晴　美　（公社）日本食品衛生協会食品衛生研究所化学試験部化学試験課長
　古　橋　裕　之　日本ポリプロ（株）品質保証部長
○堀　江　正　一　大妻女子大学家政学部食物学科教授
　松　井　秀　俊　東洋製罐（株）テクニカル本部基盤技術部製品アセスメントグループ主査
　六　鹿　元　雄　国立医薬品食品衛生研究所食品添加物部第三室長
　森　田　満　樹　（一社）FOOD COMMUNICATION COMPASS代表
　横　田　明　美　千葉大学大学院社会科学研究院准教授
◎：座長，○：座長代理

● Q&A

番号	質問	答え
1	広域的な食中毒事案への対応強化を目的とした「広域連携協議会」について，どのように取り組んでいくのですか？	広域食中毒事案が発生した場合に適切に機能するよう整備を進め，緊急を要する場合には，厚生労働大臣が，この協議会を開催し，関係機関の連携の緊密化を図るとともに，食中毒患者等の広域にわたる発生又は拡大の防止のために必要な対策について協議できるようにすることを考えています。情報の発信，共有については，食品保健総合情報処理システムの活用を考えています。 また，各ブロックにおける広域連携協議会の設置に当たっては，地方厚生局と連携していくことを想定しています。 さらに，関係部門との連携にも留意することとしており，具体的には，感染症部門と食中毒部門の共通調査票の検討などを進めていきたいと考えています。
2	全ての営業許可業種にHACCPに沿った衛生管理を義務化するとのことですが，業種の違いなどによって具体的な基準などは異なってくるのですか？	今般のHACCPに沿った衛生管理の制度化は，コーデックスHACCPの7原則を要件とする管理（「HACCPに基づく衛生管理」）を原則としていますが，コーデックスHACCPの7原則をそのまま実施することが困難な小規模事業者や一定の業種等については，取り扱う食品の特性に応じた取組として，コーデックスHACCPの7原則の弾力的な運用を可能とする「HACCPの考え方を取り入れた衛生管理」によることができることとし，実効性に配慮しています。 このHACCPに沿った衛生管理は，許可，認証，届出を必要とするものではありません。 地方自治体等の食品衛生監視員により，衛生管理計画の作成の指導・助言を行うほか，営業許可手続，立ち入り検査等を通じて，その内容の有効性や実施状況等を検証することになります。 また，「HACCPの考え方を取り入れた衛生管理」の対象となる食品等事業者については，その要件を政令で定めることを検討しています。検討に当たっては，従業員数や取り扱う食品の特性，業種，業態等について業界団体が策定する「HACCPの考え方を取り入れた衛生管理」の手引書の内容等も踏まえて，判断することとしています。 なお，HACCPは施設設備の基準ではありません。また，HACCPは，施設基準を満たしていることを確認する営業許可の要件にはなりません。
3	HACCPの制度化に当たっては，それぞれの事業者の事業の特性や，事業規模など実情に応じた運用がなされるべきではありませんか。	小規模事業者をはじめ，当該店舗での小売販売のみを目的とした製造・加工・調理事業者（菓子の製造販売，食肉の販売，魚介類の販売，豆腐の製造販売，弁当の調理・販売等），提供する食品の種類が多く，変更頻度が頻繁な業種（飲食店，給食施設，そうざいの製造，弁当の製造等），一般衛生管理の対応で管理が可能な業種（包装食品の販売，食品の保管，食品の運搬等）等コーデックスHACCPの7原則をそのまま実施することが困難な事業者については，コーデックスHACCPの7原則の弾力的な運用を可能とする「HACCPの考え方を取り入れた衛生管理」によることができる仕組みにしています。 「HACCPの考え方を取り入れた衛生管理」については，業界団体が業種や業態に応じた，衛生管理計画策定のための手引書を作成し，事業者はそれを参考に衛生管理計画を策定できます。

4	食品事業者が適切な衛生管理計画を策定，遵守しているかについて，保健所ではどのようにチェックするのですか？	厚生労働省が内容を確認した「HACCPの考え方を取り入れた衛生管理」に対応する手引書を都道府県等に通知し，これに基づき監視指導を行うことにより，統一的な運用を図ることとされています。具体的には，地方自治体の食品衛生監視員により，衛生管理計画の作成の指導・助言を行うほか，営業許可手続，立入検査等の機会を通じて，その内容の有効性や実施状況等を検証することを想定しています。 なお，各業界団体が作成する衛生管理計画作成のための手引書については，厚生労働省の「食品衛生管理に関する技術検討会」において内容を確認し，厚生労働省のホームページで順次公表される予定です。小規模な事業者も，手引書に沿って衛生管理計画の策定ができるとともに，手引書の中では事業者の負担にならない記録様式等を示していくこととしています。
5	HACCPの導入に当たって，事業者に対する施設整備のための支援はどうなっていますか？	HACCPは工程管理のシステム（ソフト）であり，必ずしも施設（ハード）の整備を求めるものではありませんが，HACCP導入に際して施設設備の整備を希望する事業者には，「食品の製造過程の管理の高度化に関する臨時措置法（HACCP支援法）」による金融上の支援措置などが行われています。 なお，ISO22000，FSSC22000，SQF，JFS等については，コーデックスHACCPと同様の要件を求めているため，「HACCPに基づく衛生管理」の要件を満たしていると考えられます。今後，HACCPの実施状況の確認については，保健所等による定期的な立入りの中で実施していくこととしており，民間認証を受ける際に作成された資料や認定書，監視の結果等も活用してHACCPに沿った衛生管理の実施状況を確認すること等により，事業者の負担軽減を図ることとしています。
6	HACCPに関する罰則はありますか？	食品等事業者が衛生管理計画の策定及びその遵守を行わない場合，まずは地方自治体の行政指導が行われます。 食品等事業者が行政指導に従わず，人の健康を損なうおそれがある飲食に適すると認められない食品等を製造等した場合には，改善が認められるまでの間，その施設の営業許可の取消し，営業の全部若しくは一部の禁止，又は一定期間の停止を行うことができます。 それらの行政処分に従わずに営業を行った場合には，罰則が適用されることとなります。 この運用は，従来の営業施設への指導，行政処分等と変わりません。
7	特別の注意を要する成分等を含む食品に係る健康被害情報の報告制度は，具体的にどのように実施されますか？	特別の注意を必要とする成分等を含む食品に係る報告制度や適正な製造・品質管理の制度については，健康被害の発生・拡大の防止につながるものであり，該当の食品等事業者に対し，食品衛生監視員によるこれらの制度の遵守に関する監視指導が実施されることになります。 なお，健康食品については，従来より，行政指導により，健康被害の発生前から一定の製品管理等を求めてきたところですが，この新たな制度を導入した後も，同様に行政指導が行われます。 特別の注意を必要とする成分等を含む食品に係る健康被害情報について，事業者から行政側に報告を求めるに当たり，報告対象の範囲や報告様式を含む方法等については，厚生労働省令で示すとともに，施行通知等により運用上の取扱等を示すことにより適切に報告がなされるようにされる予定です。 また，指定成分等を含む食品等事業者については，営業許可，届出等により事業者の把握が行われます。

8	特別の注意を要する成分等の具体的な対象範囲や，報告対象となる基準はどうなっていますか？	どのような成分等を指定するかについては，今後，個別具体的に科学的な検討が行われます。 　報告対象とする健康被害情報としては，指定された成分の摂取が疑われる死亡，重篤な疾病，特異的な症状等の情報を得た場合に報告を求めることが考えられています。 　特別の注意を要する成分等を指定するに際しては，薬事・食品衛生審議会や内閣府食品安全委員会の意見を聴くほか，パブリックコメント等を通じて幅広く意見を聴取する機会を設けることとなります。また，候補となる成分等の検討過程においては，成分等に関する情報収集や実態把握のため，関係事業者等のヒアリング等を行うことも必要と考えられます。
9	食品用器具・容器包装の製造者に適用する適正製造規範の内容等はどのようになりますか？	適正製造規範（GMP）の制度化に当たっては，「食品用器具及び容器包装の製造等における安全性確保に関する指針（ガイドライン）」及び業界団体で運用されている食品用器具・容器包装の製造に関する基準の内容を踏まえて検討し，関係審議会等での議論を踏まえて成案化する予定としています。 　なお，食品用器具・容器包装の原材料製造者は食品衛生法の対象範囲に含まれないことから，適正製造管理規範は適用されませんが，情報提供が適法性を確認する上で必要であることから，努力義務が規定されています。
10	食品用器具・容器包装のポジティブリストの対象はどのようになりますか？	食品用器具・容器包装のポジティブリスト制度は，まず，合成樹脂を対象に導入の検討を行っており，紙，ゴム等その他の材質を対象としていませんが，それらについても，リスクの程度や諸外国の状況等を踏まえ，ポジティブリスト制度の必要性の検討を行います。 　なお，多層からなる合成樹脂の製品において食品に接触する部分以外の層についても，使用物質が溶出・浸出して食品に混和するおそれがある場合には，ポジティブリスト制度の対象とすべきである旨，平成29年6月に公表した「食品用器具及び容器包装の規制に関する検討会（取りまとめ）」で提言されています。
11	営業の許可，届出の対象についてはどのように区分するのですか？	営業許可制度については，これまでも飲食店営業その他公衆衛生に与える影響が著しい営業について課してきた制度であり，今般の見直しについてもこの考え方に変更はありません。他方，届出制度については，今般のHACCPに沿った衛生管理の制度化において許可対象業種以外の営業者についても行政が把握する必要があるため，新たに設ける制度です。したがって常温で保存可能な包装済み食品のみを販売する営業といった公衆衛生に与える影響が低いと考えられる業種については，HACCPに沿った衛生管理を求めず，許可又は届出の対象としない方向で検討します。なお，農業及び水産業における食品の採取業については，食品衛生法上，従来より営業から除外されていますので，従前どおり，許可又は届出の対象になりません。 　いずれにしても，届出の対象とする業種については，今後，営業許可業種の見直しと併せて，今後，検討することとしています。
12	営業許可制度の見直しに当たって，許可基準を全国的に統一する一方で，各自治体の特性にも配慮すべきではありませんか？	今回の改正では，許可の基準が各都道府県等で合理的な理由なく異なっており事業者の負担になっている，との指摘を踏まえて，許可対象業種の区分を見直すとともに，現在，条例で定めている施設基準については全国統一的に，厚生労働省令で参酌基準を示すこととしています。 　一方，厚生労働省令で参酌基準を規定した場合においても，地域の特性等を考慮し，合理的な理由のあるものについて，これまで同様に条例で基準を設けることを妨げるものではありません。

13	営業許可と届出制度の2本立てでは管理の手間がかかり，混乱するのではありませんか？	届出の対象とする業種及び営業許可業種の見直しについては，今後，政令改正に向けて検討することとしていますが，できる限り営業実態を踏まえた大括りな許可の区分になるよう検討します。 　また，地方自治体や事業者の業務負担を軽減する観点から，申請・届出における行政手続の電子化を検討しています。電子化に当たっては，各地方自治体が運用しているシステムとの互換性，メンテナンス費用やセキュリティ等を考慮しつつ，地方自治体の意見を踏まえながら開発が進められる方針です。
14	リコール制度の報告対象となる食品の範囲や，報告対象となる基準はどうなりますか？	食品リコール情報の報告制度について，食品衛生法に違反している食品等が適切に回収され，消費者が喫食する機会を未然に防止できるよう，対象食品，報告内容，様式，対象食品のリスク等について検討が進められる予定です。 　食品リコール情報の報告制度の対象は，食品衛生法に違反をした場合等を対象としていますが，消費者保護の観点からは，食品表示法に違反した場合等にも，同様の仕組みが必要であると考えられ，食品表示法の所管庁である消費者庁と連携して対応が図られる予定です。
15	輸入食品に係る衛生証明書とはどのようなものですか？	衛生証明書の添付を義務づける対象の詳細については，今後検討されますが，乳及び乳製品については健康な獣畜由来であること，フグや生食用カキについては生産地における衛生管理状況等を衛生証明書により確認することとしています。衛生証明書に記載が必要なその他の内容については，今後検討される予定です。

●参考資料

関東地方を中心に広域的に発生した腸管出血性大腸菌による感染症・食中毒事例（調査結果取りまとめ）

経緯
- 平成29年8月の感染症発生動向調査における腸管出血性大腸菌のうち，特にO157VT2タイプの発症が関東地方を中心に多発した。
- 地方自治体において通常の感染症法及び食品衛生法に基づく調査に加え，厚生労働省から配布した曝露状況調査票に基づき患者の行動等の調査（平成29年8月に発生した埼玉県，群馬県等における腸管出血性大腸菌による食中毒事例及び感染症事例等）を行い，国立感染症研究所の協力を得て，これらの調査結果を分析した。

調査結果
- 曝露状況調査票に記載のあるO157VT2タイプの遺伝子型分析の結果，7月17日から9月1日までに発症した141件のうち116件の菌株情報が判明し，91件が同一遺伝子型であった。
- 食中毒調査では，惣菜チェーン店や飲食店が提供した食品が原因とされたが，各事例に共通する発生要因は明らかになっていない。

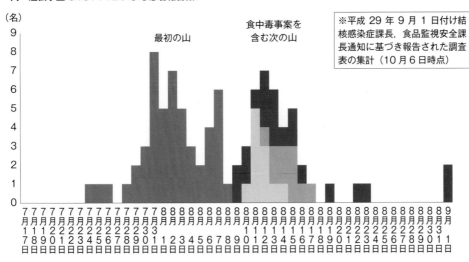

（平成29年11月17日薬事・食品衛生審議会食品衛生分科会提出資料）

関東地方を中心に広域的に発生した腸管出血性大腸菌による感染症・食中毒事例（調査結果取りまとめ）

調査結果の評価
- 7月下旬に最初の山が認められたが，明らかな集団事例がなく，広域食中毒としての有効な調査開始が困難であった。
- 調査に際して，広域発生事例の早期探知等が遅れた要因としては，①各自治体間の情報共有，②国による情報のとりまとめ，③当該とりまとめ情報の関係自治体間への共有，④遺伝子型別の検査手法の違いによる結果の集約等に時間を要したことが挙げられる。

主な今後の対策
厚生労働省，都道府県等の関係者間での連携や食中毒発生状況の情報共有等の体制を整備。
① 広域発生事例に対する早期探知
　→ブロックごとに広域連携協議会の設置を検討。
② 地方自治体及び国レベルの関係部局（感染症担当，食中毒担当）の連携並びに患者情報・喫食調査情報・検査情報を統合した情報管理
　→自治体内での感染症部門と食中毒部門の調査協力マニュアルを策定。感染症法に基づく届出情報，食中毒患者データ，遺伝子解析結果を共通IDで管理。
③ 国による地方自治体間の情報共有への支援
　→広域発生事例では早期から情報を国でとりまとめ，関係する地方自治体間で共有。
④ 情報提供の一元化及び関係機関における提供した情報の共有
　→広報資料の事前協議，会見等記者対応情報の共有。
⑤ 詳細な調査を行うための遺伝子検査手法を統一化し解析
⑥ 検食や記録保存のあり方の課題の整理
⑦ その他
　→溶血性尿毒症症候群（HUS）の予後規定因子に関し，科学的知見を整理。

病因物質別患者数発生状況（平成29年）

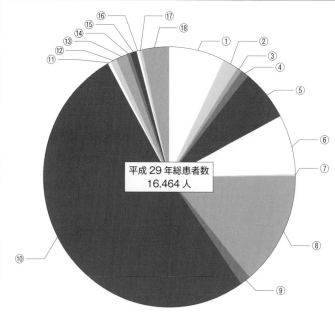

①サルモネラ属菌…7.2%
②ブドウ球菌…2.0%
③腸炎ビブリオ…0.6%
④腸管出血性大腸菌（VT産生）…1.0%
⑤その他の病原大腸菌…6.4%
⑥ウエルシュ菌…7.4%
⑦セレウス菌…0.2%
⑧カンピロバクター・ジェジュニ/コリ…14.1%
⑨その他の細菌…1.3%
⑩ノロウイルス…51.6%
⑪その他のウイルス…0.4%
⑫クドア…0.8%
⑬アニサキス…1.5%
⑭化学物質…0.5%
⑮植物性自然毒…0.8%
⑯動物性自然毒…0.3%
⑰その他…0.4%
⑱不明…3.6%
⑲エルシニア・エンテロコリチカ…0.0%
⑳ボツリヌス菌…0.0%

平成29年総患者数 16,464人

（資料出所）平成29年度　薬事・食品衛生審議会食品衛生分科会食中毒部会資料

病因物質別事件数の推移

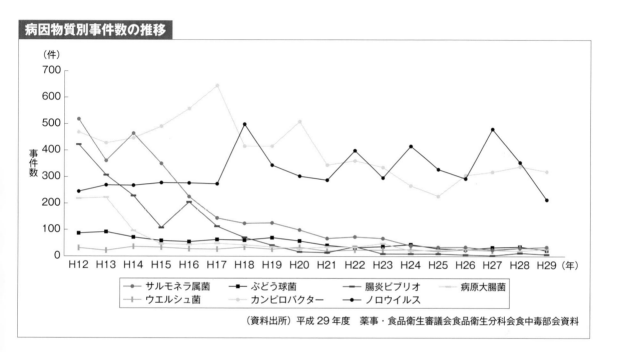

（資料出所）平成29年度　薬事・食品衛生審議会食品衛生分科会食中毒部会資料

病因物質別患者数の推移

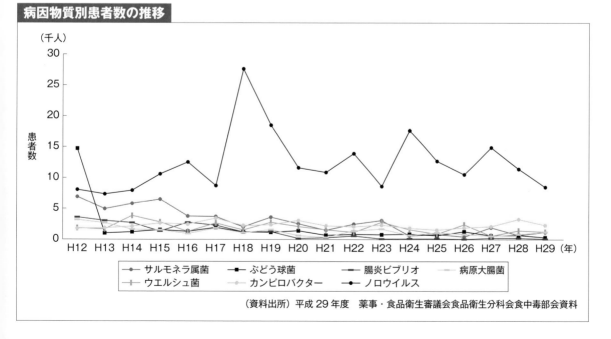

（資料出所）平成29年度　薬事・食品衛生審議会食品衛生分科会食中毒部会資料

都道府県の食品衛生監視員等の人数（平成28年度末現在）

	総数			専従者※1		兼務者※2			(再掲※3)		
	食品衛生監視員	と畜検査員	食鳥検査員	食品衛生監視員	と畜検査員	食品衛生監視員	と畜検査員	食鳥検査員	食品衛生監視員のうち主に食品衛生監視業務従事者	と畜検査員のうち主にと畜検査業務従事者	食鳥検査員のうち主に食鳥検査業務従事者
全 国	8270	2547	2906	1252	152	7018	2395	2906	1741	1306	472
北海道	443	278	225	64	32	379	246	225	81	74	18
青 森	116	66	66	5	―	111	66	66	26	59	59
岩 手	93	49	43	―	1	93	48	43	14	21	―
宮 城	217	59	42	69	2	148	57	42	―	26	26
秋 田	58	21	21	―	―	58	21	21	10	18	―
山 形	76	40	51	―	3	76	37	51	20	37	―
福 島	110	29	27	21	1	89	28	27	40	22	7
茨 城	149	72	57	10	18	139	54	57	30	54	57
栃 木	103	39	44	1	12	102	27	44	33	23	―
群 馬	165	72	76	―	―	165	72	76	25	―	―
埼 玉	262	77	46	41	―	221	77	46	27	67	2
千 葉	296	91	119	46	―	250	91	119	48	8	11
東 京	786	69	153	517	―	269	69	153	75	43	4
神奈川	658	77	105	56	―	602	77	105	186	77	38
新 潟	148	45	50	17	―	131	45	50	44	41	11
富 山	102	21	21	―	―	102	21	21	55	18	―
石 川	91	34	30	―	2	91	32	30	30	21	6
福 井	69	13	13	―	―	69	13	13	28	―	―
山 梨	56	17	26	―	―	56	17	26	36	17	3
長 野	136	42	35	―	1	136	41	35	18	3	3
岐 阜	137	85	79	15	3	122	82	79	41	28	2
静 岡	192	34	45	42	―	150	34	45	13	13	―
愛 知	443	88	152	56	6	387	82	152	111	37	30
三 重	134	38	34	―	―	134	38	34	30	18	4
滋 賀	81	17	30	―	―	81	17	30	12	11	―
京 都	247	30	62	―	―	247	30	62	13	11	―
大 阪	408	40	187	86	―	322	40	187	68	33	34
兵 庫	354	92	107	23	15	331	77	107	90	68	19
奈 良	76	31	36	―	9	76	22	36	21	―	3
和歌山	60	30	33	―	―	60	30	33	13	3	8
鳥 取	30	18	15	8	11	22	7	15	―	―	―
島 根	62	34	14	―	4	62	30	14	23	11	2
岡 山	115	20	24	2	―	113	20	24	75	20	11
広 島	159	49	30	17	1	142	48	30	66	23	10
山 口	80	30	25	24	―	56	30	25	22	10	5
徳 島	89	32	32	―	―	89	32	32	30	25	―
香 川	86	45	41	―	3	86	42	41	21	14	4
愛 媛	86	25	54	―	―	86	25	54	9	―	3
高 知	79	31	34	―	―	79	31	34	37	15	18
福 岡	291	65	84	91	5	200	60	84	74	46	2
佐 賀	60	22	23	―	―	60	22	23	15	19	―
長 崎	154	97	91	7	5	147	92	91	41	66	6
熊 本	116	69	75	18	―	98	69	75	10	46	14
大 分	98	20	58	―	―	98	20	58	―	20	4
宮 崎	141	66	74	―	―	141	66	74	7	―	―
鹿児島	231	154	144	14	17	217	137	144	36	92	19
沖 縄	127	74	73	2	1	125	73	73	37	48	25

（平成28年度 衛生行政報告例より）
※1 他の監視員，検査員等を兼務せず，主として当該監視等の業務並びにこれに係る許認可事務及び指導，相談等の業務に従事する者。
※2 専従者以外の者。例えば，保健所の所長若しくは課長又は本庁の職員が環境衛生監視員や食品衛生監視員も併せて任命されている場合に計上。
※3 兼務者のうち，その者の兼務内容からみて，主に当該業務に従事している者について再掲。
○国（検疫所）の食品衛生監視員の人数（平成30年4月1日現在）
食品衛生監視員420名（※うち，各検疫所支所に在籍する食品衛生監視員（52名）は検疫・港湾衛生業務を行う場合あり。）

都道府県の食品衛生監視員等の人数の年次推移(各年度末時点)

	総数			専従者※1		兼務者※2			(再掲※3)		
	食品衛生監視員	と畜検査員	食鳥検査員	食品衛生監視員	と畜検査員	食品衛生監視員	と畜検査員	食鳥検査員	食品衛生監視員のうち主に食品衛生監視業務従事者	と畜検査員のうち主にと畜検査業務従事者	食鳥検査員のうち主に食鳥検査業務従事者
平成28年度	8270	2547	2906	1252	152	7018	2395	2906	1741	1306	472
平成27年度	8256	2531	2920	1261	126	6995	2405	2920	1829	1229	407
平成26年度	7978	2575	2958	1271	206	6707	2369	2958	1984	1429	438
平成25年度	8125	2635	2954	1259	242	6866	2393	2954	1697	1318	480
平成24年度	7995	2580	2861	1279	205	6716	2375	2861	1934	1310	522
平成23年度	8044	2493	2764	1347	147	6697	2346	2764	2163	1266	438
平成22年度	7810	2536	2764	1308	202	6502	2334	2764	2261	1252	450
平成21年度	7825	2485	2780	1343	262	6482	2223	2780	2026	1223	400
平成20年度	7876	2471	2598	1339	269	6537	2202	2598	1809	1221	388
平成19年度	7779	2502	2643	1400	274	6379	2228	2643	1594	1171	436

(厚生労働省「衛生行政報告例」より)
※1 他の監視員,検査員等を兼務せず,主として当該監視等の業務並びにこれに係る許認可事務及び指導,相談等の業務に従事する者。
※2 専従者以外の者。例えば,保健所の所長若しくは課長又は本庁の職員が環境衛生監視員や食品衛生監視員も併せて任命されている場合に計上。
※3 兼務者のうち,その者の兼務内容からみて,主に当該業務に従事している者について再掲。
※4 東日本大震災の影響により,宮城県のうち仙台市以外の市町村,福島県の相双保健福祉事務所管轄内の市町村が含まれていない。

年度別食品衛生指導員数一覧

年次	食品衛生指導員数(人)	年次	食品衛生指導員数(人)	年次	食品衛生指導員数(人)
昭和35年度	1,343	昭和54年度	57,906	平成10年度	65,329
昭和36年度	4,183	昭和55年度	60,480	平成11年度	63,315
昭和37年度	8,800	昭和56年度	60,736	平成12年度	63,518
昭和38年度	12,539	昭和57年度	60,255	平成13年度	62,683
昭和39年度	17,168	昭和58年度	61,546	平成14年度	61,135
昭和40年度	21,031	昭和59年度	62,486	平成15年度	59,467
昭和41年度	25,319	昭和60年度	62,984	平成16年度	58,826
昭和42年度	29,699	昭和61年度	63,650	平成17年度	58,288
昭和43年度	33,627	昭和62年度	63,830	平成18年度	57,109
昭和44年度	27,224	昭和63年度	64,404	平成19年度	55,985
昭和45年度	41,641	平成元年度	64,615	平成20年度	55,022
昭和46年度	44,561	平成2年度	64,833	平成21年度	54,628
昭和47年度	44,793	平成3年度	65,061	平成22年度	53,323
昭和48年度	45,500	平成4年度	64,763	平成23年度	52,441
昭和49年度	50,144	平成5年度	64,843	平成24年度	51,194
昭和50年度	51,535	平成6年度	64,544	平成25年度	50,661
昭和51年度	52,176	平成7年度	64,981	平成26年度	49,484
昭和52年度	53,918	平成8年度	64,685	平成27年度	48,954
昭和53年度	55,563	平成9年度	65,003	平成28年度	48,016

※食品衛生指導員数は各年度末現在
(資料出所)公益社団法人 日本食品衛生協会

現行の「健康食品」に関連する制度比較表

	法的根拠	認証方式	対象となる成分	可能な機能性表示	安全性	マーク
いわゆる健康食品（健康補助食品，栄養補助食品，栄養調整食品，栄養強化食品等）	なし	なし	ルールなし	不可（保健機能食品と紛らわしい名称も含めて不可）	食品衛生法の遵守※2が必要	なし。ただし一部に民間の独自制度によるものがある。
特定保健用食品	・健康増進法第26条 ・健康増進法に規定する特別用途表示の許可等に関する内閣府令 ・食品表示法第4条第1項に基づく食品表示基準	国による個別許可	作用機序※1が明らかになっている成分	健康の維持，増進に役立つ，又は適する旨を表示（疾病リスクの低減に資する旨を含む）例：糖の吸収を穏やかにします。	食品衛生法の遵守※2を前提として ・消費者委員会及び食品安全委員会において個別に審査	消費者庁許可 特定保健用食品／消費者庁許可 条件付き
栄養機能食品	・食品表示法第4条第1項に基づく食品表示基準	自己認証（国への届出不要）対象成分及び含有量の基準は国が策定	ビタミン13種類，ミネラル6種類，脂肪酸1種類	栄養成分の機能の表示（成分ごとに国が定める定型文）例：カルシウムは，骨や歯の形成に必要な栄養素です。	食品衛生法の遵守※2を前提として ・含有量の基準を国が策定	なし
機能性表示食品	・食品表示法第4条第1項に基づく食品表示基準	事前届出制（販売前に国への届出が必要）	作用機序※1が明らかになっている成分（栄養成分を除く）	健康の維持及び増進に役立つ旨又は適する旨（疾病リスクの低減に係る旨を除く）例：A（機能性関与成分）が含まれ，Bの機能があることが報告されています。	食品衛生法の遵守※2を前提として十分な食経験又は試験による安全性確認 ・機能性関与成分と医薬品との相互作用の確認 ・摂取量を踏まえた製品規格の設定 ・最終製品の分析 ・情報開示	なし
医薬品	・医薬品医療機器等法第2条第1項	国，都道府県による個別承認	医薬品成分	効能・効果の表示例：鉄欠乏性貧血（鉄剤），骨粗鬆症（ビタミンD3剤），関節痛，神経痛，腰痛，五十肩（コンドロイチン製剤）	国，都道府県の個別審査	なし
医薬部外品	・医薬品医療機器等法第2条第2項	国，都道府県による個別承認	医薬品成分等	効能・効果の表示例：滋養強壮，虚弱体質，肉体疲労・病中病後などの場合の栄養補給（ビタミン含有保健剤）	国，都道府県の個別審査	なし

※1 作用機序とは，体の中で成分がどのように働いているか，という仕組み。 例：難消化性デキストリンは，腸内で糖と結合することで，糖の吸収を抑える。
※2 ①食品等の規格及び基準（食品衛生法第11条），②有毒・有害物質の混入防止措置等に関する基準（食品衛生法第50条）
（資料出所）消費者庁「第1回機能性食品制度における機能性関与成分の取扱い等に関する検討会」資料2　機能性表示食品制度の概要（平成28年1月22日）

現行の健康食品による被害情報の収集体制（平成14年10月4日付け医薬発 第1004001号通知）

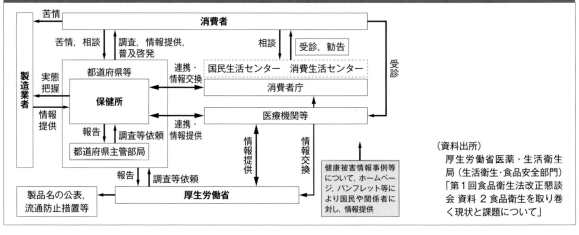

（資料出所）厚生労働省医薬・生活衛生局（生活衛生・食品安全部門）「第1回食品衛生法改正懇談会 資料2 食品衛生を取り巻く現状と課題について」

健康食品への対応事例

名称	宣伝文句	発端・健康被害	食品安全委員会評価結果	食品衛生分科会答申内容	対応
アマメシバ (H15.9.12)	ダイエット効果・便秘解消	・閉塞性細気管支炎2件3例。 ・台湾において200名の閉塞性細気管支炎発生。	・摂取と健康被害の因果関係は否定できない	・食品衛生法第7条第2項（現）規定に基づき禁止することは適当。	**販売禁止** **（食品衛生法第7条第2項）**
コンフリー (H16.6.18)	長寿・滋養強壮	・海外で肝障害が多数報告	・摂取により健康被害が生じるおそれがある	・食品安全委員会への諮問，健康影響評価結果を踏まえた対応の報告	**販売禁止** **（食品衛生法第6条第2号）**
ガルシニア (H14.3.7)	ダイエット効果 等	・国立医薬品食品衛生研究所の報告（ラットの精巣への影響） ・健康被害報告無し	ー	・原因物質の究明やADI設定のための情報が不十分	①注意喚起 ・過剰摂取を控える旨 ②事業者に指導 ・過剰摂取を控える旨の表示や説明書 ・摂取目安量を超えないこと
コエンザイムQ10 (H18.8.10)	アンチエイジング，抗酸化効果 等	・下痢，嘔吐等の報告有り ・事業者団体が，上限摂取目安量を検討・報告	（摂取目安量） ・評価のデータが不足（健常者の長期摂取試験結果がない等） ・摂取上限量を決めることは困難	ー	①注意喚起 ・事業者は摂取時の注意事項を消費者に提供すること ②事業者に指導 ・用量の安全性確認 ・注意事項を消費者に提供 ・被害情報の収集と報告
スギ花粉 (H19.4.19)	花粉症の症状軽減	・花粉症の減感作療法を目的とした製品が流通 ・重篤なアレルギー症状の報告有り	ー	・大量摂取によるアナフィラキシーを否定できず ・有毒性，摂取量と健康被害の関係は不明	※治療または予防のための製品は医薬品に該当 ①注意喚起 ・スギ花粉を含む旨 ・重篤なアレルギーを起こす可能性を表示
アガリクス (H21.7.3)	免疫力向上，抗ガン作用，コレステロール低下 等	・国立医薬品食品衛生研究所の報告（発ガン作用促進） ・健康被害の報告無し（学術雑誌に疑い事例の掲載有り）	・発ガン促進作用の原因と再検証のためのデータ不足により評価不可能	ー	①注意喚起 ・製品の慎重な摂取 ・調査結果を提供 ②事業者に指導 ・製造管理（GMP）の取組
プエラリア・ミリフィカ (H29.9.22)	豊胸効果，更年期症状軽減，アンチエイジング，男性の薄毛改善 等	・不正出血，月経不順等の報告有り	ー	・女性ホルモン（エストロゲン）様物質が原因と考えられる ・特定物質の摂取量と健康被害との相関性等が不明	①注意喚起 ②事業者に指導 ・製造管理（特定物質の成分分析等）の見直し ・注意事項の情報提供と被害情報の収集

（資料出所）厚生労働省医薬・生活衛生局（生活衛生・食品安全部門）「第3回食品衛生法改正懇談会 資料1 追加提出資料」より

器具・容器包装の輸入状況

器具及び容器包装の輸入は，届出件数として年々増加，輸入重量としてもおおむね増加傾向。

器具及び容器包装の輸入・届出数量（年度別）

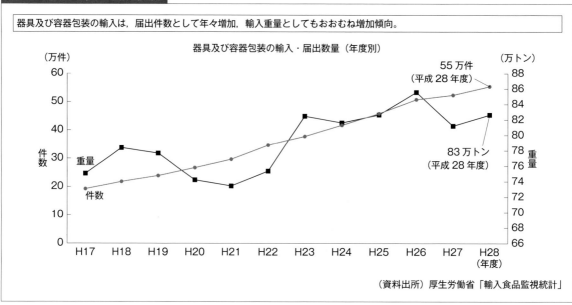

55万件（平成28年度）
83万トン（平成28年度）

（資料出所）厚生労働省「輸入食品監視統計」

食品リコールの報告制度の状況

危害性のある異物混入等による回収告知件数が増加傾向
（2011年：554件→2017年：750件）

品目名	2017年	品目名	2017年
菓子	200	精穀・製粉	10
弁当・惣菜	91	みそ	8
水産食料品	84	スープ	5
その他	79	ソース	5
肉製品	51	マヨネーズ・ドレッシング	5
清涼飲料（茶・コーヒー飲料を含む。）	31	糖類	5
パン	27	レトルト食品	4
めん類	24	冷凍調理食品	4
野菜漬物（缶瓶詰, つぼ詰めを除く。）	23	醤油・食用アミノ酸	3
野菜・果実缶詰・農産保存食料品	18	動物性油脂	3
乳製品	18	めんつゆ	3
豆腐・油揚	17	茶・コーヒー（飲料を除く。）	2
その他調味料	15	カレー・シチュー	―
酒類	15	合計	750

（資料出所）食品事故情報告知ネットHP

自治体による自主回収報告制度

（自治体数，全体に占める割合）
※複数回答あり

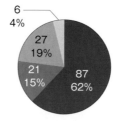

- 87 62%
- 27 19%
- 21 15%
- 6 4%

■ 条例等で規定している（都道府県の条例に準ずる場合を含む。）
■ 条例以外の要綱等で規定している
■ していない
■ その他（事業者からの申出による報告書提出要求等）

※144自治体に調査
※140自治体から回答あり
※厚生労働省食品監視安全課調べ

法令による欧米の食品リコール制度

米国
- FDAには強制リコール権限があるが，事業者による自主回収が原則とされている。
- 食品安全強化法（FSMA）に基づき，食品製造施設はリコール計画書の作成が義務付けられ，そのなかで，自主回収時のFDAへの通知を求められている。

EU
- EU各国食品衛生当局にリコール権限があるが，自主回収が原則とされている。
- 欧州委員会規則（EC）NO178/2002により，自主回収や事業者による管轄当局への報告・通報が規定されている。
- また，早期警告システム（RASFF：Rapid Alert System for Food and Feed）により，リコール情報を公表している。

平成30年食品衛生法等改正の解説
逐条解説・段階施行対応版

平成 30 年 11 月 30 日　発行

監　修	厚生労働省医薬・生活衛生局生活衛生・食品安全企画課
発行者	荘村　明彦
発行所	中央法規出版株式会社 〒110-0016　東京都台東区台東3-29-1　中央法規ビル 営　業　TEL 03-3834-5817　FAX 03-3837-8037 書店窓口　TEL 03-3834-5815　FAX 03-3837-8035 編　集　TEL 03-3834-5812　FAX 03-3837-8032 https://www.chuohoki.co.jp/
印刷・製本	永和印刷株式会社

定価はカバーに表示してあります。
ISBN978-4-8058-5818-9

本書のコピー、スキャン、デジタル化等の無断複製は、著作権法上での例外を除き禁じられています。また、本書を代行業者等の第三者に依頼してコピー、スキャン、デジタル化することは、たとえ個人や家庭内での利用であっても著作権法違反です。

落丁本・乱丁本はお取り替えいたします。